가와사끼병 바로 알기

소아 심장전문의 **송민섭** 지음

인제대학교 출판부

머리말

종래 흔치 않은 질환이라 일반인에겐 잘 알려지지 않았던 가와사끼병이 매년 3000명 이상이 병원에서 입원 치료를 받을 정도로 최근 몇 년 새 크게 늘고 있다. 그러다 보니 이름도 생소한 이 병을 접한 아이 부모들은 걱정을 하기 마련이다. 가와사끼병 환자를 임상에서 진료 하다 보면 자신의 아이가 가와사끼병이라고 하면 간혹 부모들은 급사 등의 위험으로 과장된 인터넷 정보 등을 접하고 지레 겁부터 먹는데 가와사끼병은 처음에 적절히 치료하면 거의 대부분 합병증 없이 좋아지므로 크게 걱정할 필요는 없다. 하지만 간혹 가와사끼병을 초기에 진단하지 못하여 치료시기를 놓쳐서 오거나 치료에도 불구하고 열이 잘 떨어지지 않는 일부의 경우에서는 심각한 심장 합병증 등의 가능성이 있으므로 가볍게 봐서도 안 되겠다. 평소 넘쳐나는 인터넷 정보에도 불구하고 올바른 정보가 부족함을 새삼 느끼고 있던 중 적절한 정보를 얻는데 도움이 되길 바라며 이 책을 만들게 되었다. 아무쪼록 이 병을 앓고 있거나 이전에 앓았던 환아의 가족들뿐만 아니라 이 병에 관심을 갖고 있는 의과대학 학생, 간호사, 의사들에게도 올바르고 유용한 정보를 제공 할 수 있었으면 좋겠다. 의학은 항상 변화하는 학문이며 같은 병이라도 경과가 다를 수 있으므로 자세한 사항은 반드시 담당 의사와 상의하길 바란다. 끝으로 이 책을 내는데 가르침과 도움을 주신 많은 분들께 감사를 드린다.

이 책을 읽는 방법을 간단히 소개하자면 시간이 없으면 1. 가와사끼병 요약 문답, 6. 가와사끼병의 진단 기준, 7. 가와사끼병의 증상, 16. 가와사끼병의 치료, 30. 가와사끼병 Q & A의 내용을 읽어 보기 바란다. 시간이 충분하면 아스피린이야기, 면역(감마)글로불린이야기, 항응고제(와파린)이야기, 심장혈관질환(동맥경화증, 협심증, 심근경색)이야기까지 읽으면 된다. 이 책을 읽다가 생소한 의학 용어가 있으면 33. 의학 용어 설명을 참고 하기 바란다.

2008년 12월 초

송민섭

추천사

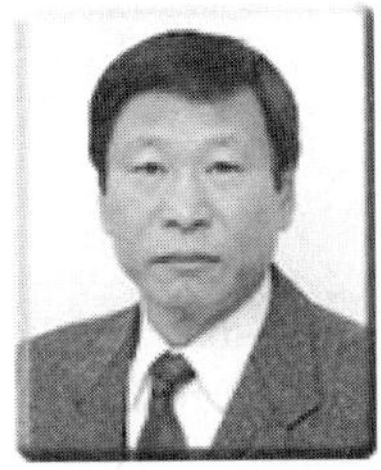

서울대의대 소아청소년과 교수
전 대한소아과학회 이사장
전 대한소아심장학회 회장
전 한국가와사끼병연구회 회장

의학 교과서에 보면 일본인의 이름이나 일본식 발음을 표시한 질병들이 꽤 많다. 이는 일본이 동양에서는 제일 먼저 개국하고 서양문물을 일찍 받아들인 결과 모든 과학 분야에서 구미선진국과 어깨를 나란히 할 수 있었던 때문이다. 한편으로는 일본의학자들이 많은 기여를 하였음에도 해결을 못하고 있는 질병 또한 일본식 이름이 많다. 예를 들면 다카야수 동맥염, 모야모야병, 가와사끼병과 같은 것들로 원인을 정확히 모르며 따라서 적절한 치료가 확립되지 않은 병들이다. 보호자들은 우선 그 생소한 병의 이름에 당황한다. 가와사끼 선생님에 의해 처음 알려지기는 40여년이 넘었고 해마다 일본, 한국, 대만 등에서 어린이 환자수가 증가일로에 있으나 이병에 관한 소아청소년과 의사들의 심정은 그저 답답할 뿐이다. 그 이유는 첫째, 정확한 원인을 모른다. 쉽게 말해 심증은 가는데 물증은 없다. 둘째, 진단기준도 의사들이 임의적으로 정해 놓은 것이다. 질병이란 그 임상 양상이 변화무쌍해서 우리가 바라는 대로 아파주지 않는다. 즉 진단기준을 잘 지켜 주지 않는다. 셋째, 따라서 확실한 최선의 치료책을 모른다. 면역글로불린이나 아스피린을 쓰고 있으나 간첩이 들어오는 경로를 모르니 전체 전방지역에 융단 폭격을 하는 것과 같다.

그럼에도 불구하고 송교수가 이런 답답함을 조금이나마 풀어 보고자 방대한 문헌고찰과 풍부한 임상경험을 바탕으로 누구나 알기 쉽게 가와사끼병의 A부터 Z까지 정리하여 발간하게 되어 쌍수로 축하드리는 바이다. 사실 발생빈도로 보아 일본 다음으로 많은 우리나라에서 적절한 지침서가 지금까지 없었다는 것은 저 자신을 포함한 소아심장 전문의들이 부끄러워 할 부분이었는데 차제에 송교수가 그 짐을 덜어 주어 진심으로 감사드린다. 내용에 대해서는 일반인 보호자들도 어려움 없이 이해 할 수 있는 내용이면서도 한편 의과대학 학생, 간호사, 일반 의사, 소아청소년과 전문의 선생님들에게도 유용한 최신지견까지 수록하여 임상에서 옆에 두고 참고 할 만한 가치가 충분하다고 생각한다. 글을 써서 남에게 보인다는 것은 결코 쉬운 일이 아님에도 정성을 쏟아 좋은 열매를 맺은 송민섭교수의 노고에 찬사를 보낸다.

2008년 11월 말

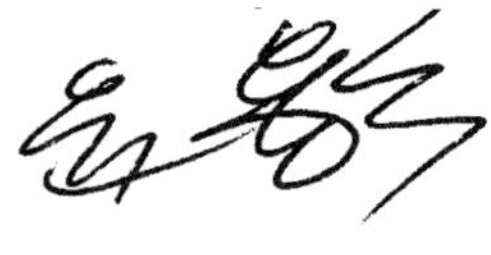

차례

1 가와사끼병 요약 문답

가와사끼병(가와사키병)이란 어떤 병입니까?

가와사끼병은 1967년 일본인 소아과의사, 가와사끼 도미사쿠가 처음으로 보고했습니다. 가와사끼병이라 부르기도 하고 가와사키병이라 부르기도 합니다. 본 책자에서는 가와사끼병으로 통일해서 사용하겠습니다. 가와사끼병은 열과 발진, 결막염, 구강 점막 발적, 손발의 발진 및 부종, 목의 림프절(임파선) 비대 증상을 보이는 질병으로 급성 전신성 혈관염을 일으켜 주로 관상동맥(심장근육에 혈액을 공급하는 혈관)에 합병증을 유발할 수 있습니다. 그러나, 이 병을 가진 모든 어린이들이 관상동맥 합병증이 생기는 것은 아니고 대부분 초기에 치료하면 합병증 없이 낫습니다.

흔히 볼 수 있는 병인가요?

가와사끼병은 드문 병이지만 전국적으로 일년에 3,000명이상 병원에 입원하여 치료를 받을 정도로 아주 드물지는 않습니다. 이 병은 거의 대부분 어린이에게 발생하는 질환으로 약 80%의 환자가 5세 미만입니다. 여아보다는 남아에게 약간 더 많이 발생합니다. 일본인과 한국인 등 동양인 어린이들에게 더 흔한 병이지만 전세계적으로 환자들이 보고됩니다.

이 병의 원인은 무엇인가요?

가와사끼병의 원인은 불분명하나 아마도 감염이 원인이 아닌가 의심됩니다. 특정 바이러스나 박테리아 같은 감염원이 유발시킨 과민반응이나 비정상적인 면역반응이 유전적으로 특정 소인을 가진 개인에게 혈관의 손상을 일으키는 염증과정을 일으키는 것이라 생각됩니다.

유전이나 전염이 되나요?

가와사끼병은 유전질환은 아니지만 유전적 소인이 있다고 의심됩니다. 한 가족 중에 2명 이상 이 질병에 걸리는 것은 매우 드물지만 형제가 같이 걸리거나 같은 어린이가 두 번 걸리는 경우도(3% 정도) 있습니다. 그러나 현재까지 연구결과 접촉에 의한 직접적인 전염의 증거는 없습니다.

어떤 증상이 있나요?

이 병은 적어도 4~5일 이상 지속되는, 원인을 알 수 없는 고열로 시작됩니다. 어린이는 대개 상당히 보챕니다. 결막충혈(눈의 충혈)이 열과 동반되거나 고열 후에 나타날 수 있습니다. 소아에게서 여러 가지 형태의 피부발진(홍역이나 성홍열 같은 발진, 두드러기, 오돌토돌한 구진 등)이 온몸에 생길 수 있으며 팔다리와 사타구니 부위에 나타나기도 합니다. 구강의 변화에는 선홍색의 갈라진 입술, 일반적으로 딸기혀라고 불리는 붉은 혀, 인후(목구멍) 발적이 있습니다. 손발이 붓거나 손바닥과 발바닥이 붉어질 수 있습니다. 목의 림프절(임파선)이 커지는데, 때때로 림프절 한 개의 크기가 1.5cm 정도 커지기도 합니다. 이 증상들이 나타난 지 약 10일~3주 후에는 손가락과 발가락 끝부분의 껍질이 벗겨지는 특징적인 증상이 나타납니다.

진단은 어떻게 하나요?

아직 가와사끼병을 진단 할 수 있는 검사법은 없습니다. 원인을 알 수 없는 고열이 적어도 4-5일 이상 지속되며 위에 열거한 특징적인 증상 5개 중에서 4개(발열을 포함하면 6개 중 5개)의 증상이 있으면 진단을 내릴 수 있습니다. 간혹 5개중 2-3개 증상만 만족하는 경우가 있을 수 있는데 이 경우에는 진단을 붙이기가 어렵지만 불완전한 형태의 가와사끼병을 의심해봐야만 합니다.

가와사끼병은 검사 결과로 진단을 붙이는 것은 아니지만 검사가 진단에 도움이 됩니다. 검사실 결과는 가와사끼병에 비특이적이지만 적혈구침강속도(ESR) 나 C반응단백(CRP)의 상승, 백혈구수 증가 등은 염증의 정도를 반영합니다. 또한 빈혈 등이 나타날 수 있으며 혈소판 수는 일반적으로 첫 주에는 정상이나 2주부터는 수가 증가하기 시작해서 매우 증가합니다. 심장 초음파검사로 관상동맥의 모양과 크기를 평가하여 관상동맥 합병증을 찾아낼 수 있습니다.

어떤 심장 합병증이 생길 수 있나요?

대부분의 환아의 경우 적절한 시기에 치료를 받으면 급성기의 증상들은 완전히 회복되지만 일찍 치료를 받지 못한 경우 15~25%의 환아에서 관상동맥에 합병증이 생겨 관상동맥이 늘어나거나 관상동맥 벽이 풍선처럼 부풀어 올라 늘어나는 관상동맥류가 생길 수 있습니다. 1980년대 초 이후 면역글로불린을 투여하기 시작한 이후 관상동맥류의 발생빈도가 5% 이하로 현저히 감소되었습니다. 침범된 관상동맥은 크기가 점점 커져 발열 후 4-6주경까지 최대로 늘어 날 수 있습니다. 늘어난 관상동맥으로 흐르는 혈류는 흐름이 느려져 혈전(피딱지)을 잘 만드는 경향이 있고 시간이 흐름에 따라 늘어났던 혈관이 수축하면서 안쪽 내벽이 증식하고 두꺼워지며 혈관이 좁아지는 합병증이 생기게 되어 심장 근육으로의 충분한 피를 보내지 못해 협심증이나 심근경색과 같은 합병증이 생길 수 있습니다.

치료나 예방이 가능한가요?

가와사끼병에 걸린 어린이는 대부분 치료가 가능합니다. 하지만, 어떤 환자들의 경우에는 적절한 치료에도 불구하고 심장의 합병증이 발견됩니다. 최선의 방법은 초기 진단 후 즉시 치료를 시작하는 것으로 심장의 합병증을 줄일 수 있습니다. 이 질병은 아직 원인이 밝혀지지 않았기 때문에 예방은 가능하지 않습니다.

어떻게 치료 하나요?

심장의 합병증을 줄이기 위해서는 진단을 받자마자 치료가 시작되어야 합니다. 입원하여 고용량 면역글로불린을 정맥으로 주사하며 아스피린도 같이 투약합니다. 이 같은 치료를 하면 급성 증상을 감소시키면서 전신적인 염증을 약화시키는 것입니다. 그리고 대부분 이틀 내에 열이 떨어지며 증상이 좋아집니다. 면역글로불린은 감마글로불린 또는 아비(IV)글로불린이라 불리기도 합니다. 본 책자에서는 면역글로불린으로 통일해서 사용 하겠습니다. 고용량의 면역글로불린은 많은 환자들에게 있어서 관상동맥 합병증의 발생을 현저히 줄여 주는 것으로 알려져 있는 필수적인 치료 방법의 한 부분입니다. 면역글로불린은 열이 난 후 적어도 10일 이내에 면역글로불린을 주사하는 것이 관상동맥 및 심장합병증을 줄이는데 필수적입니다. 간혹 면역글로불린 치료에도 열이 떨어지지 않는 경우에는 면역글로불린을 다시 주사 하거나 다른 약제를 사용해야 할 경우도 있습니다.

치료는 언제까지 계속 해야 하나요?

대부분의 환자들에게 고용량 면역글로불린이 한 차례만 투여되지만 때로는 2회 투여가 필요할 수도 있습니다. 처음에는 염증을 가라앉히는 효과가 있는 고용량의 아스피린을 하루 3-4회 투약하고 열이 떨어지고 염증이 가라 앉으면 항응고 효과가 있는 저용량으로 1일 1회로 양을 줄입니다. 동맥류 안의 혈전 생성이 심근 경색을 초래할 수도 있으므로, 아스피린은 관상동맥류 안의 혈전이 생기는 것을 막는 데 유용합니다. 관상동맥류와 함께 혈전생성이 가와사끼병의 가장 위험한 합병증입니다. 관상동맥에 이상이 없는 어린이는 2-3개월 정도 아스피린을 투여 받게 되지만, 동맥류를 가지고 있는 어린이의 경우는 오랜 기간 동안 아스피린을 투여 받게 될 것입니다.

가와사끼병을 앓은 후 어떤 종류의 정기 검진이 필요한가요?

가와사끼병 환자들은 급성기 증상이 생긴 후 정상으로 돌아오기 전까지 정기적으로 혈액검사를 해야 합니다. 또한 관상 동맥류가 있는지 검사하고 그 추이를 관찰하기 위해 계속적인 심장초음파 검사가 필요합니다. 대체로 진단시 또는 2주경, 2개월경에 심초음파를 시행해보는 경우가 대부분이며 관상동맥 합병증이 없는 경우에는 추적 정기검진이 꼭 필요하지는 않지만 관상동맥 합병증 존재 여부 정도에 따라 더 자주 심초음파검사를 시행하기도 하며 정기 검진이 필요 할 수도 있습니다. 거대동맥류(직경 8mm 이상)가 생긴 경우는 이후 관상동맥이 좁아지는 협착이나 막히는 폐쇄가 와서 심근경색증이 생길 수 있습니다. 이 경우 심장초음파를 포함한 다른 검사 및 추적 정기 검진이 꼭 필요합니다.

이 병의 장기 예후는 어떻습니까?

자녀분이 가와사끼병이라고 진단 받은 부모님은 불안하고 앞으로 문제가 없을지 걱정될 것입니다. 그러나 진단과 치료가 진보하고 있어 합병증의 빈도가 많이 줄어들고 있습니다. 대부분의 경우 가와사끼병을 앓고 2-3개월 정도 지나면 완전히 회복되고 정상 활동을 할 수 있습니다. 그러므로 관상동맥 장애가 없는 경우는 과도한 걱정은 불필요합니다. 장기 예후는 관상동맥 합병증 유무에 달려 있습니다. 관상동맥 합병증이 생기지 않은 경우는 예후가 아주 좋습니다. 하지만 관상동맥 장애가 있더라도 증상 없이 지내는 경우도 많습니다. 왜냐하면 심근경색을 일으킬 때까지는 무증상인 경우가 대부분이기 때문입니다. 그러므로 관상동맥 장애가 있는 경우에는 경과의 추적 관찰, 정기적인 검사, 약제의 복용이 매우 중요합니다.

일상생활 등 운동 제한은 필요 없나요?

심장 합병증이 없는 어린이들은 스포츠나 다른 일상 활동을 하는데 있어 그 어떤 제약도 받지 않을 것입니다. 그렇지만 관상동맥류나 관상동맥 협착증을 앓고 있는 어린이들의 경우는 청소년기에 심한 활동에 참여하는 여부를 놓고 소아 심장 전문의와 상의를 해야만 합니다.

2 가와사끼병의 발견과 역사

1961년 도쿄 교외의 적십자병원 소아과 의사인 가와사끼 도미사쿠 씨는 4세 남아에서 첫 번째 가와사끼병으로 추정되는 환아를 경험을 하게 되었는데 이 환아는 이 병으로부터 저절로 회복되었으며 퇴원시 진단명은 '원인 불명'이었습니다. 첫 환자를 본 1년 후 이와 유사한 두 번째 사례를 보게 됨으로써 이전에는 보고된 적이 없는 새로운 병의 출현이라고 의심하게 되었습니다. 1962년 가와사끼 씨는 일본 소아과학회의 치바현 소아 그룹에서 7례를 "낙설을 동반한 비성홍열 증후군"으로 보고하였습니다. 1964년 가와사끼 씨는 22례를 모아서 동일본 소아 그룹에서 피부점막 안 증후군(Mucocutaneus ocular syndrome, MCOS)이라고 발표하였지만 당시의 많은 임상의들은 가와사끼병을 새로운 질환으로 생각하지 않고 비전형적인 스티븐존슨 증후군으로 생각하였습니다. 1965년 같은 병원의 병리 의사인 노보루 다나카 씨는 이전에 가와사끼 씨에 의해 피부점막 안 증후군으로 진단 받았던 아이가 갑자기 사망하게 되어 부검한 결과 관상동맥에 피딱지가 막힌 혈전을 발견하게 되었다는 부검 소견과 함께 피부점막 안 증후군이라는 질환이 치명적인 심장 합병증과 연관이 있을 수 있다는 주장을 내세웠지만 대부분의 의사들은 다나카 씨의 주장을 인정하지 않았습니다. 1967년 가와사끼 씨는 "일본 알레르기 잡지"에 열과 발진, 결막염, 점막 발진(인후와 구강점막의 발진), 손발의 부종, 경부 림프절비대 증상을 보이는 환아 50여명을 보고하였는데 나타나는 증상에 따라 처음에는 '피부 점막 림프절 증후군(Muco Cutaneous Lymph Node Syndrome, MCLS)'이라는 이름으로 불렀습니다. 1970년대 후반 일본에서 2세 이하의 가와사끼병 소아 10명 정도에서 갑자기 사망이 보고되어 다시 주목을 받게 되었습니다. 사망의 원인은 심장 관상동맥의 합병증이었으며 관상동맥이 꽈리처럼 부풀어 관상동맥류가 생기고 그것이 터지거나 또는 그 부푼 관상동맥 안에서 혈액의 흐름이 늦어지며 피가 쉽게 뭉쳐서 피딱지 즉 혈전을 형성하여 그것이 관상동맥을 막아 사망했다는 것이 알려졌습니다. 그 후 일본에서 가와사끼병의 전국적인 첫 역학조사를 한 결과 심각한 혈관염의 후유증으로 오는 심장침범이 가와사끼병으로 인한 것임이 분명해졌습니다. 가와사끼 씨는 1974년 발표한 첫 영어 논문을 통해 가와사끼병과 관상동맥 혈관염 간의 상관관계를 확립하였습니다. 이후 1976년 하와이에서도 멜리쉬 씨 에의해 같은 병으로 생각되는 16명이 보고되었습니다. 그 후 가와사끼병이라는 이름은 세계적인 분포를 보이며 소아에서 가장 흔한 후천성 심장병을 일으킬 수 있는 대표적 질환으로 자리 잡았습니다.

3 가와사끼병의 발생빈도

가와사끼병은 대부분 소아에서 발병하며 80%가 5세미만입니다. 6개월~1세 영유아에 흔하고 9~11개월에 가장 빈발하며 3개월 이하는 드물지만 생후 12일 정도의 신생아에서도 매우 드물지만 보고가 있습니다. 물론 청소년 후기에서도 드물게 보고가 있으며 성인에서도 매우 드물게 보고가 있습니다. 소아시기에 확인되지 않고 진단이 되지 않고 앓고 지나간 경우 청소년기나 젊은 성인 때 합병증으로 허혈성 관상동맥질환을 앓는 경우도 드물게 있습니다. 남아에서 1.5:1 정도로 조금 더 잘 발병하는 것으로 알려져 있습니다. 북동아시아, 특히 한국과 일본에서 많은 환자가 보고되며 5세 이하 소아 10만명당 일본 130이상, 한국 104.6, 대만 50, 중국 · 홍콩 20~30,미국 4~15,영국 8, 호주 4, 남아메리카 3의 유병률을 보인다고 보고되고 있습니다. 일본의 발생 빈도는 미국의 5배 이상으로 특히 비동양인을 제외한 경우 10배 가까이나 됩니다. 1987년 이후 매년 5,500례 이상이 발생 하는 것으로 알려져 있고 1982년과 1986년에 각각 15,000과 12,500례 이상이 발생되었습니다. 일본의 경우 남녀 비는 1.35:1, 가장 잘 생기는 나이는 6개월에서 11개월 사이, 잘 생기는 계절은 연중 차이가 별로 없으나 겨울에서 초봄 사이에 조금 더 흔한 것으로 알려져 있으며 재발 빈도는 3% 정도로 알려져 있습니다. 재발은 첫 발병 후 1년 이내의 위험도가 훨씬 높았습니다. 하와이의 발생 빈도는 미대륙 보다 2.5배 높고 캐나다와 미국과 같은 북미 국가가 호주, 영국, 핀란드 및 스웨덴보다 높은 빈도를 보였습니다. 이러한 차이에는 인종별 발생율의 차이가 관여하는 바가 크다고 생각됩니다. 1990년대의 미국 캘리포니아의 역학 조사에 의하면 아시안계, 흑인, 백인, 히스패닉 순으로 인종에 따른 발생율의 순위를 보였습니다. 가와사끼병은 모든 종족에서 발생하지만 동양인, 특히 일본인에게 많습니다. 일본의 5세 미만 소아 10만 명당 발병률은 134.2명으로 세계 최고이고 이는 서구의 10배 정도입니다. 우리나라도 일본에 이어 두 번째로 발병률이 높고 최근 몇 년 새 가파른 증가세를 보이고 있습니다. 우리나라의 가와사끼병 환자는 매년 3000명 이상이 새로 발생해 입원 치료를 받고 있으며 인구 대비 발병률 또한 증가하고 있습니다.(표 참조)

표. 2000년부터 2005년 기간 동안의 가와사끼병 발생률

년도	5세 미만 인구	총 가와사끼병 환자수	5세 미만 가와사끼병 환자수	발생률*
2000년	3,259,783	2,681	2,404	73.7
2001년	3,161,001	3,229	2,871	90.8
2002년	3,048,362	3,240	2,910	95.5
2003년	2,834,115	3,352	2,952	104.2
2004년	2,686,757	3,279	2,859	106.4
2005년	2,544,935	3,031	2,662	104.6

* 5세 미만 100,000명 소아당 5세 미만 가와사끼병 환자수

인제대 서울백병원 소아청소년과 박용원 교수의 대규모 역학조사에 따르면 우리나라 가와사끼병 환자 발병 수는 지난 2000년 2681명에서 2005년 3031명으로 늘어났으며 2001년 3229명으로 이후 계속 3000명 선을 넘고 있습니다. 5세 미만의 소아 10만 명당 발병률도 2000년 73.7명에서 2002년 95.5명, 2005년 104.6명으로 늘었습니다. 2000년부터 2003년까지는 환자수가 증가하는 양상을 보이지만 2004-2005년에는 반대로 약간 감소하는 양상을 보였습니다. 하지만 발병률은 105명 정도에서 큰 변화가 없는데 이는 근래에 출산율 저하에 따른 5세 미만 연령군의 인구수가 지속적으로 감소함에 따른 것으로 보입니다. 2003년부터 2005년까지 3년간 전국의 역학조사에 따르면 남아대 여아비는 1.55:1 이었고 평균 연령은 33.3±25.0개월이었고 중앙값은 28개월이었으며 계절별로는 5,6,7월에 다소 많은 발생을 보였습니다. 가족 발생율은 0.29%, 재발율은 2%였으며 이중 1회 재발은 189명에서 있었고 나머지 8명은 2회 재발하였습니다. 전체 9,662명 중 총 3례가 사망하여 0.03%의 사망률을 보였습니다.

4 가와사끼병의 원인

표1. 원인으로 추정되는 바이러스

엡스타인바바이러스(Epstein Barr virus)	코로나바이러스(Human coronavirus)
리트로바이러스(Retrovirus)	파보바이러스(Parvovirus)
아데노바이러스(Adenovirus)	헤르페스6바이러스(Herpes6virus)
파라인플루엔자바이러스(Parainfluenza)	로타바이러스(Rotavirus)

표2. 원인으로 추정되는 세균

연쇄상구균(Streptococcus Viridans)	포도상구균(Staphylococcus)
예르시니아(Yersinia)	마이코박테리아(Mycobacterium)
녹농균(Pseudomonas)	

표3. 원인으로 추정되는 기타 감염원

마이코플라즈마(Mycoplasma pneumoniae)	클라디미아(Chlamydia pneumoniae)
리케치아(Rickettsia species)	

표4. 원인으로 추정되는 환경 인자

카펫 샴푸(Carpet shampoo)	집먼지진드기(House dust mite)
꽃가루(Pollen)	

현재까지 가와사끼병의 원인에 대하여 많은 가설들이 제시되었으나 확증된 것은 없습니다. 선천적인 요인으로는 유전적인 요인이, 후천적인 요인으로는 바이러스, 세균, 환경적인 요인들이 있을 것이라고 추정하고 있습니다.

가와사끼병의 정확한 원인은 아직 밝혀지지 않았지만 임상적 모습이나 역학적인 면을 고려해 볼 때 감염이 관련되어 있으리라고 추측됩니다. 세균(표1), 바이러스(표2), 그 외 감염원(표3) 등이 의심되고 있으나 특정 감염을 뒷받침 해주는 배양검사나 혈청학적 근거를 현재까지 찾지 못한 상태입니다. 감염성일 것이라고 추정하는 이유로 1) 자연 치유 경과를 보이며, 재발이 드물고 발열, 발진, 구강발적, 결막충혈, 임파선염 등으로 나타나고 2) 연령 분포, 계절별 호발, 집단 발생 등의 확연한 역학 주기 등이 있으며 3) 생후 첫 수개월 동안과 성인에서는 드문데 이는 모체로부터 수동적으로 넘어간 항체가 매우 어린 영아를 보호 해주고 성인의 경우 감염원에 대한 면역이 형성 되어 있는 점 등이 있습니다. 이처럼 감염을 시사 하지만 통상적인 세균이나 바이러스에 관한 배양이나 혈청학적 검사, 동물 주입 등에서 모두 감염원을 찾는데 실패 했습니다. 미국에서 있었던 두 차례의 가와사끼병이 많이 발병 했던 시기에 이전에 호흡기 감염이 있었던 경우가 훨씬 많았던 연구가 있었습니다. 최근에는 리트로바이러스가 원인이 되는 것 같다는 연구결과도 있었으나 다른 연구에서는 이를 확인 할 수 없었다고 합니다. 그 외 환경인자(표4) 등이 의심되고 있습니다. 카펫을 청소하는데 사용되는 샴푸를 사용 한 후에 발병이 많았다는 연구도 있으나 발병과 연관이 없다는 연구결과도 있었습니다. 가와사끼병에 유전적 요인이 관계 될 것이라고 생각하는 이유로 1) 가와사끼병을 이전에 앓았던 부모의 자녀들이 가와사끼병이 없었던 부모의 자녀들보다 가와사끼병의 발병률이 더 높다고 보고되고 있으며 2) 가와사끼병이 감염이라면 형제나 같이 병원에 입원한 환자들도 같이 걸려야 하는데 그렇지 않은 것을 보아서 같이 감염이 되어도 가와사끼병으로 진행하는 아이가 있고 그렇지 않은 아이가 있다고 생각되는 어떤 유전적인 소인이 있을 것이라고 생각되며 3) 한국인이나 일본인들 등 동양인에서 더 많이 걸리고 미국인이나 유럽인들은 덜 걸린다는 점 등이 있겠습니다. 가와사끼병, 관상동맥염과 관련된 유전적 요인을 분석하기 위한 방법으로 환아의 유전자 분석을 통해 혈관염 등과 관련된 특정 염색체 위치를 찾는 연구들이 최근에 활발히 행해지고 있습니다. 최근 세계적 과학 잡지 '네이처 제네틱스' 2007년 12월 17일 인터넷 판에 실린 내용에 따르면 미국과 일본의 공동 연구팀의 연구결과, 가와사끼병과 관련 있는 유전자는 'ITPKC'로 'ITPKC' 유전자 염기서열 가운데 1곳이 다른 유전자를 가진 사람은 가와사끼병에 걸릴 위험이 2배 가까이 높을 뿐만 아니라 심장 관상동맥 합병증의 가능성 또한 높다고 하며 이외에도 여러 유전자에 대한 연구가 진행 중이나 유전자만으로 원인을 결론지을 수는 없으므로 아직은 좀 더 시간을 갖고 연구 결과들을 기다려 봐야 겠습니다. 이처럼 원인은 아직도 밝혀내지 못했으나 통상적으로 받아들여지고 있는 가설은 어디에나 존재하는 감염성 원인체가 유전적 소인을 갖고 있는 경우에, 특히 동양인에게 많이 발병한다는 정도입니다.

5 가와사끼병의 면역학적 병리

가와사끼병은 전신적 혈관염이 오는데 특히 작은 동맥에 염증이 오는 것이 특징입니다. 염증 초기에는 혈관 안쪽벽인 내막에 염증이 오고 10일에서 2주가 되면 중막에 염증세포가 침윤되며 조직의 손상이 오며 혈관이 늘어나고 동맥류가 생기기도 합니다. 겨드랑이 및 팔 동맥, 콩팥, 장간막 동맥 등도 침범 할 수 있습니다.

T세포의 활성화에 대해 단핵 세포 및 CD3(활성화된 T 세포)와 CD4 세포(활성화된 보조 helper T 세포)는 가와사끼병 환자에서 현저하게 증가되었는데 반대로 CD8 세포(세포 독성 cytotoxic T 세포)는 현저하게 감소되었습니다. 또한 가와사끼병에서 수퍼항원(super antigen)의 자극이 관여한다는 연구도 있습니다.

또한 급성기 가와사끼병 환자의 말초 혈액에서 다양한 면역학적 이상소견을 볼 수 있습니다. 염증지표인 여러 종류의 사이토카인(cytokine)들이 증가하는데 대표적인 것이 인터루킨(interleukin)과 종양괴사인자(tumor necrosis factor(TNF)-alpha, TNF-α), 혈관 내피 성장 성장 인자 (vascular endothelial growth facor, VEGF) 등인데 급성기에는 현저히 증가되어 있다가 회복기에 감소하는 양상을 보입니다.

Matrix metalloproteinases(MMP)를 포함한 효소들이 동맥벽에 손상을 주어 관상동맥류를 형성하는데 주요한 작용을 하는 것으로 보이며 VEGF, TNF-α, 인터페론 감마(IFN-gamma)와 여러 인터루킨 들이 가와사끼병의 주 병변인 혈관 내피세포 손상을 준다고 알려져 있으며 혈관염을 일으키는 물질로 추측되고 있습니다. 최근 면역글로불린에 잘 반응하지 않고 열이 지속되는 불응성 가와사끼병에서 TNF-α 차단제가 유효하다는 연구 결과들이 발표 되었으며 동물실험에서 관상동맥류의 발생에 TNF-α가 필요하다는 연구가 발표되어 가와사끼병의 발병기전으로서 TNF-α의 연관성에 대한 관심을 다시 불러 일으키고 있습니다. 그러나 이러한 면역학적 이상소견이 가와사끼병을 일으키는 병인과 관련이 있는지에 대해서는 아직까지 알려져 있지 않고 연구가 진행 중입니다.

6 가와사끼병의 진단 기준

(2006.6. 대한소아심장학회 제정)

1. 전형적 가와사끼병

1) 6가지 중 5가지 이상 소견

① 5일 이상 지속되는 발열 (열이 3일 이상 계속되고 가와사끼병이 의심되면 5일까지 기다리지 않고 정맥용 감마글로불린을 사용할 수 있으며, 이 경우 5일 이상 지속되는 열과 동일함)

② 부정형 발진 (비시지 BCG 접종 부위 발적은 부정형 발진과 동일함)

③ 화농이 없는 양측성 결막 충혈

④ 구강 점막 변화 : 입술 홍조, 균열, 딸기양 혀, 구강 발적

⑤ 비화농성 경부 림프절 비대(직경 1.5 cm 이상)

⑥ 손, 발의 변화: 급성기에 손, 발의 부종, 홍조
아급성기에 손톱, 발톱 주위의 막양 낙설

2) 관상동맥 이상이 동반된 경우 6가지 중 4가지 소견

관상동맥 이상 :

① a. 5세 미만은 관상동맥 내경이 3 mm 이상
5세 이상은 4 mm 이상
b. 근접 부위보다 1.5배 이상 확장
c. 관상 동맥 내경이 3 mm 이하일지라도 혈관벽이 병변이 없는 다른 부위의 혈관벽과 비교하여 명백하게 불규칙

② 체중 12.5 kg 미만 관상동맥 내경이 2.5 mm 이상
체중 12.5 - 27.5 kg 미만 관상동맥 내경이 3.0 mm 이상
체중 27.5 kg 이상 관상동맥 내경이 5mm 이상

2. 불완전형 가와사끼병

아래와 같이 전형적 기준에 미치지 못하나, 가와사끼병 외에는 다른 질병의 가능성이 없고, 적혈구침강속도(ESR)나 C 반응성 단백(C reactive protein) 증가되어 있는 경우이며, 전형적 가와사끼병에 준하여 정맥용 감마글로불린을 투여함.

1) 6가지 중 3가지 이상 소견

2) 관상동맥 이상 또는 심장합병증 동반된 경우 6가지 중 2가지 소견

관상동맥 이상 : 전형적 관상동맥 이상 기준과 동일함

심장합병증 정의 : ① 혈관주위 음영의 증가

② 혈관 가늘어짐 소실

③ 좌심실 기능저하

④ 임상적 의미 있는 판막폐쇄부전

⑤ 심낭 삼출

3) **발열** (열이 3일 이상 계속되고 가와사끼병이 의심되면 5일까지 기다리지 않고 정맥용 감마글로불린을 사용할 수 있으며, 이 경우 5일 이상 지속되는 열과 동일함)**과 비시지 BCG 접종 부위 발적**

7 가와사끼병의 증상

가와사끼병의 특징적인 증상은 5일 이상 계속되는 발열입니다. 이 때문에 처음에 감기로 오인하고 치료시기를 놓치기도 합니다. 이와 함께 눈 결막에 충혈이 있고 입술이 빨갛거나 갈라지고 출혈이 있을 수 있습니다. 혀 표면이 딸기 모양을 나타내기도 합니다. 또 목 부위의 임파선이 부어오르며 피부 발진도 생긴다. 이 외에 손발이 붓거나 손발바닥 발진, 손가락 끝 껍질이 벗겨지는 증상도 나타납니다. 가와사끼병은 아직 특별한 검사법이 없으므로 임상 증상의 기준에 의존하여 진단합니다.

가와사끼병은 고열과 함께 이 같은 다섯 가지 증상 중 네 가지 이상이 나타나면 전형적인 것으로 진단됩니다.

① 5일 이상 지속되는 발열

주로 38.5℃이상 고열로 나타나는데, 해열제를 사용해도 열이 잘 떨어지지 않습니다. 치료하지 않으면 1 ~ 2주 평균 11일 이상 고열이 지속된 후 열이 저절로 떨어지지만 어떤 경우에는 3 ~ 4주 동안, 드물게는 그 이상 기간 동안 열이 지속되기도 합니다. 항생제에는 반응하지 않으며 면역글로불린과 아스피린으로 치료하면 대부분 2일 이내에 열이 떨어집니다. 가와사끼병의 전형적인 진단기준에서는 열이 5일 이상 나야 진단을 할 수 있다고 되어 있었으나 열이 난지 4일 이내라도 가와사끼병 환자를 많이 치료 해 본 경험 있는 의사는 진단 할 수 있다고 알려져 있습니다.

② 화농(눈꼽)이 없는 양측성 결막 충혈

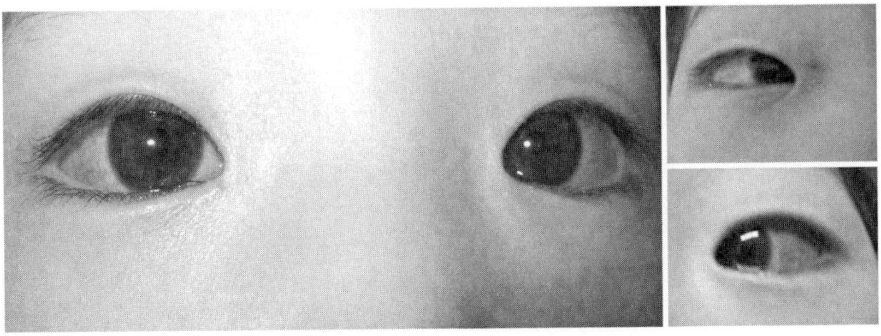

양측 눈이 토끼눈처럼 빨갛게 충혈 됩니다. 양측 안구결막(눈 흰자위 부위의 결막)에 눈꼽이 없는 충혈이 보이고, 통상적인 유행성 결막염은 주로 아래쪽 눈꺼풀(안검)결막이 충혈 되는데 반해 안구결막이 충혈 되는 것이 다릅니다.

대부분 치료 후 충혈은 곧 좋아지나 간혹 1-2주 이상 계속 되는 경우도 있습니다. 드물게 눈의 통증이나 눈부심 등의 증상이 있을 수 있습니다. 안과 슬리트램프 검진을 하면 전방 포도막염을 많은 경우에 볼 수 있다고 하나 증상이 심하지 않으면 검사를 해보지는 않습니다. 대부분 심하지 않고 합병증 없이 2-8주 후 저절로 좋아진다고 합니다.

③ 여러 모양의 발진 (비시지 BCG 접종 부위 발적 포함)

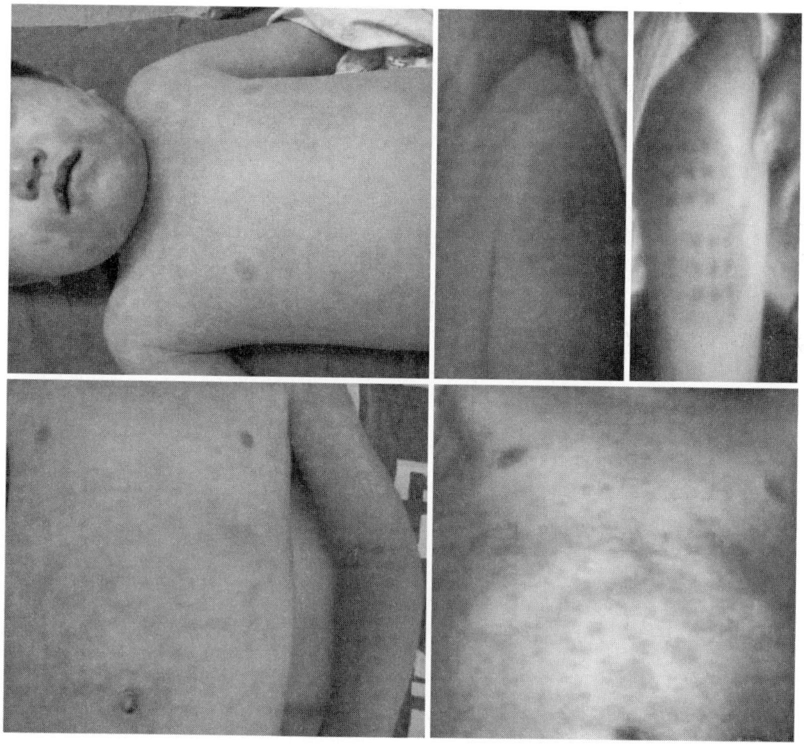

발열 5일 이내에 주로 나타나는데, 피부에 부정형 발진(모양이 일정하지 않은 여러 모양의 다양한 발진)을 보입니다. 통상적으로 열꽃이라고 불리는 붉은 빛깔의 홍반성 발진이나 구진(오돌토돌 돋아 오르는 발진)같은 모양을 나타내며 보통 몸통과 사지에서 나타납니다. 간혹 두드러기 모양으로 생기거나 가려운 경우도 있습니다. 물집처럼 생기는 수포나 고름이 생기는 농포의 형태로 나타나는 경우는 거의 없으나 드물게 작은 농포 형태로 나타날 수 있다고 합니다. 급성기 후반 즉 6일 이내에 서혜부(사타구니)나 회음부(생식기와 항문 사이)에 홍반성 발진이 생긴 후 이틀 이내에 피부가 벗겨지는 현상이 나타날 수 있습니다.

손가락 끝이나 발가락 끝이 벗겨지는 것은 아급성기 즉 최소한 일주일 이후가 되어야 생기는데 반해 회음부의 피부 벗겨짐은 급성기 후반에 일찍 나타날 수 있습니다. 간혹 BCG 맞은 부위에 발갛게 발적(BCG염증)이 생길 수 있으며 물집 같은 수포, 고름으로 약간 돋아 오른 농포, 딱지 같은 가피 등이 생길 수 있는데 근래에는 진단하는데 상당히 특징적인 소견으로 알려져 있습니다. 연구에 따르면 BCG 접종 후 36개월 이내에 나타났고 1-12개월 사이에 흔히 나타났으며 4-6개월 사이에 가장 흔했습니다. BCG 접종 부위의 홍반은 면역체계의 전반적 활성화의 일부로 나타난 것으로 감염원과 마이코박테리아 BCG 항원 사이에 교차 반응하는 물질이 염증 반응을 일으키는 것으로 추정됩니다.

④ 구강 점막 변화 : 입술의 홍조, 균열, 피 딱지, 딸기모양 혀, 구강 발적

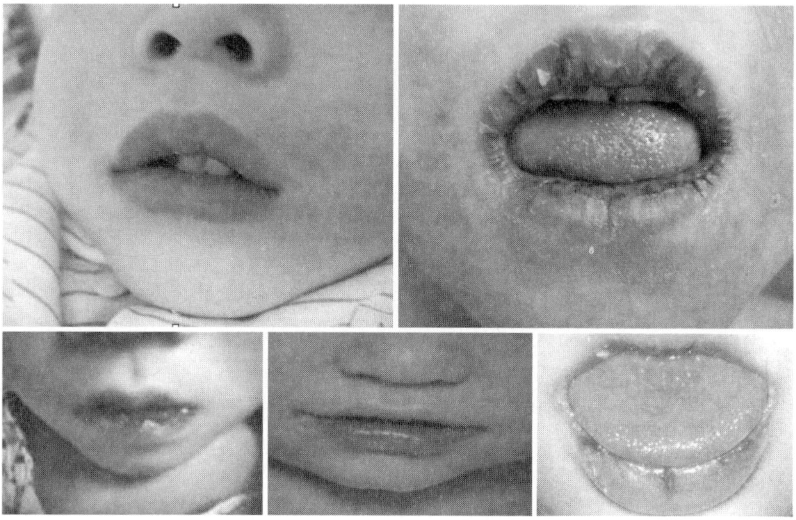

구강점막에 광범위한 발적이 나타나며 딸기 모양 혀가 동반되는 경우가 많습니다. 입술이 빨간 립스틱을 바른 것 같이 발갛게 홍조를 띠거나 갈라짐과 벗겨짐, 출혈이나 피딱지가 생기는 경우가 특징적일 수 있습니다. 구강 점막 궤양이나 인후 삼출(목에 염증으로 고름이 끼는 증상)은 보이지 않습니다.

⑤ 급성기 : 손, 발의 부종, 홍조 ,엉덩이 피부의 바깥층이 허물을 벗는 것처럼 벗겨지는 낙설

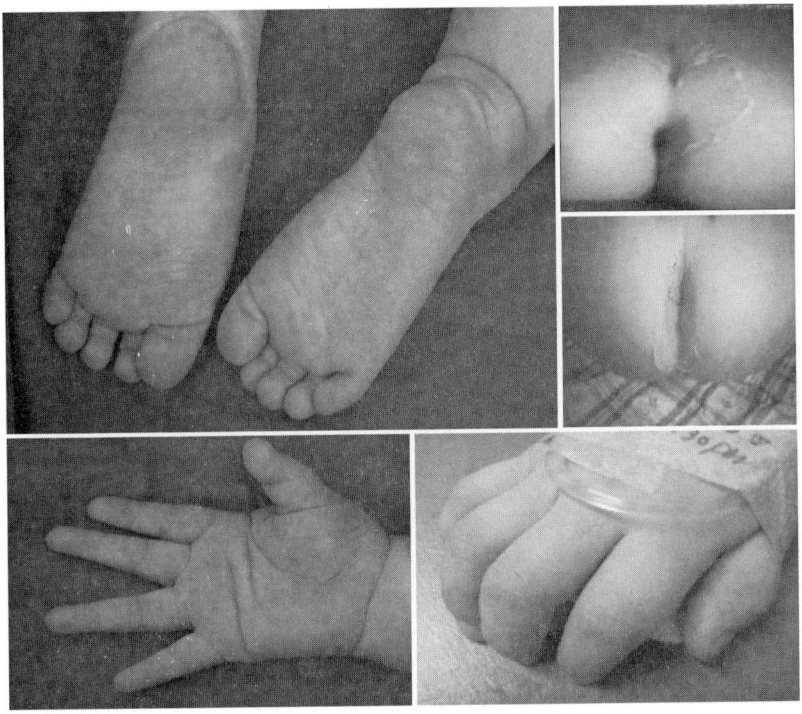

손바닥이나 발바닥이 발갛게 홍조를 띄는 홍반을 보이거나 손이나 발이 탱글탱글해지면서 붓거나(경성 부종) 가끔 통증을 호소할 수도 있습니다. 급성기 초기에 서혜부나 회음부, 엉덩이 주위에 피부 껍질이 벗겨질 수 있습니다.

아급성기 : 손톱, 발톱 주위의 피부가 허물을 벗는 것처럼 벗겨지는 막양 낙설, Beau 선

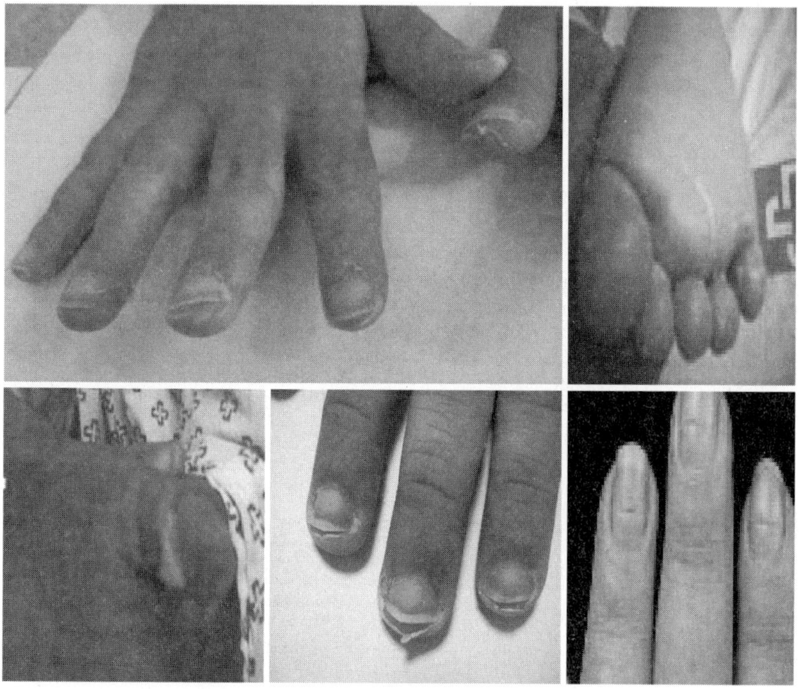

아급성기(2-3주경)에 손가락 끝이나 발가락 끝, 혹은 손, 발의 부종이 가라앉고 나면 전체적으로 허물 벗겨지듯 피부 껍질이 벗겨집니다(막양 낙설). 간혹 드물게 가와사끼병이 낫고 난 후에도 다른 증상 없이 오랜 기간 피부 껍질의 벗겨짐이 반복되는 경우도 있습니다. 회복기(1~2 달 경)에 손톱 가운데를 횡으로 가로지르는 가늘고 길게 패인 횡선(Beau선)이 생기는 경우가 있습니다.

⑥ 경부 림프절(목 임파선) 비대(직경 1.5 cm 이상)

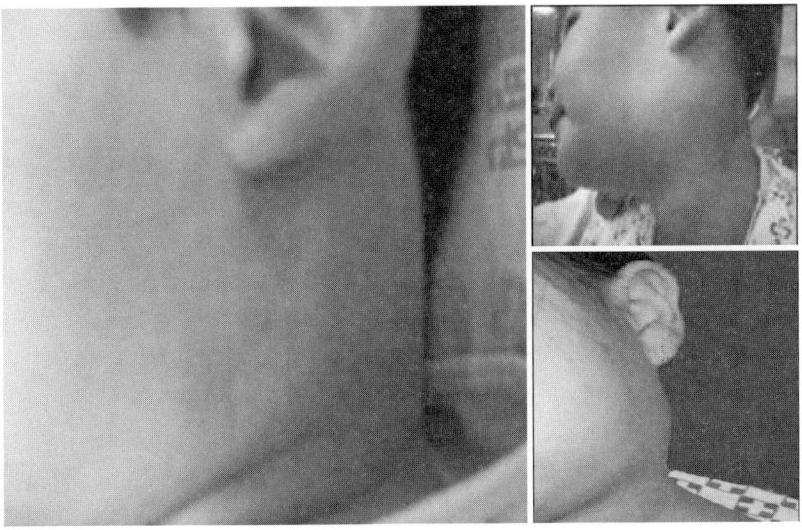

5가지 증상 중 가장 드물게 볼 수 있는데 정상 소아에서 1cm 이하의 작은 크기의 경부 림프절(임파선)이 만져지는 경우도 있기 때문에 지름이 1.5cm 이상인 경부 임파선 종창을 보이는 경우에 진단기준에 포함시킵니다. 임파선이 애매하게 만져 지는 경우가 많으며 작은 임파선들이 여러 개 뭉쳐서 커지는 경우도 있습니다. 임파선이 세균성 임파선염 때 볼 수 있는 고름이 차는 종창처럼 발갛게 부은 경우도 있지만 발갛지 않고 붓기만 하는 경우도 있으며 대부분 비화농성 종창입니다. 당연히 항생제 치료에도 반응하지 않습니다. 경부 초음파 검사가 세균성 림프절염과 감별하는데 도움이 될 수도 있습니다.

- **관상동맥 이상이 동반된 경우 6가지 중 4가지 소견만으로 진단 가능**

관상동맥 이상을 판단하는데는 아래와 같은 기준들이 이용되고 있다.

① a. 5세 미만은 관상동맥 내경이 3 mm 이상
   5세 이상은 4 mm 이상
   b. 근접 부위보다 1.5배 이상 확장
   c. 관상 동맥 내경이 3 mm 이하일지라도 혈관 벽이 병변이 없는 다른 부위의 혈관 벽과 비교하여 명백하게 불규칙

② 체중 12.5 kg 미만 관상동맥 내경이 2.5 mm 이상
   체중 12.5 - 27.5 kg 미만 관상동맥 내경이 3.0 mm 이상
   체중 27.5 kg 이상 관상동맥 내경이 5mm 이상

③ 체표면적(BSA)에 따른 관상동맥 크기 Z스코어> 2.5 : Z스코어가 0이란 것은 소아는 BSA군의 평균 사이즈라는 사실을 의미한다. 전체 소아의 95%는 특정 관상동맥부위의 Z스코어가 -2에서 +2 사이에 있게 된다. Z스코어가 2.5이상인 경우 관상동맥이 늘어났다고 진단 할 수 있는 기준이 됨
   (심초음파 항목 참조)

체표면적(BSA)에 따른 정상 관상동맥 크기

LAD : 좌전하행관상동맥

RCA : 우관상동맥

LMCA : 좌주관상동맥

BSA : 체표면적

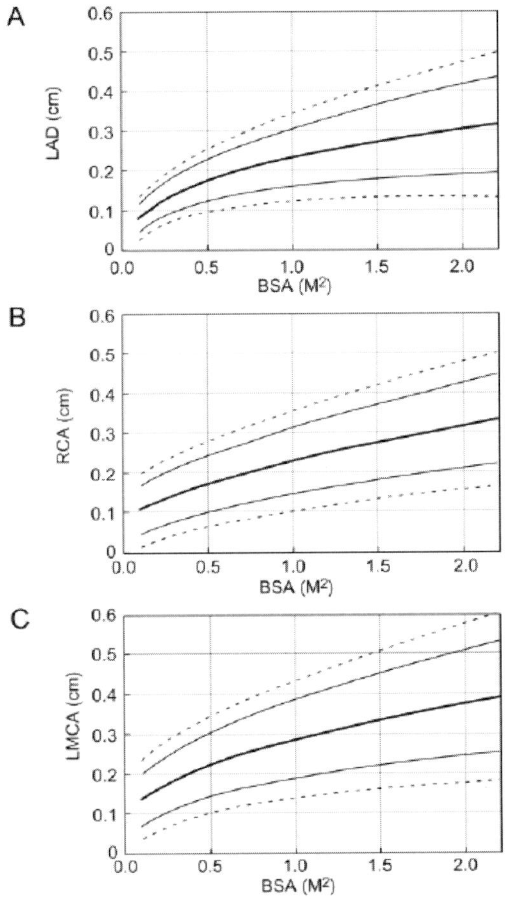

* 발열 이야기

발열은 열이 나는 것을 말하는데 비정상적으로 높은 체온은 대부분은 감염과 관계되어 있지만, 여러 다른 질환에서 관찰될 수도 있습니다. 열이 있는 사람의 체온은 40℃ 이상까지 오를 수 있는데, 매일 약간의 주기적인 변동이 있을 수 있으며, 늦은 오후에 가장 높고 이른 아침에 가장 낮습니다.

여러 가지 병적 원인에 의해 대뇌의 일부에 있는 체온조절중추에 이상이 일어나 고체온으로 된 경우입니다. 자율신경계나 내분비계에 변화가 생기면 체온조절 중추에 변화를 미쳐 나타나는 경우도 있습니다. 대부분은 열의 발생이 많은 것이 발열의 원인이 되며, 열사병이나 일사병은 열의 발산이 적은 것이 원인이 됩니다.

1) 발열의 원인

(1) 감기, 결핵, 요로감염 등과 같은 바이러스나 세균에 의한 감염증

(2) 악성종양 및 급성 백혈병과 같은 혈액종양질환

(3) 류마티스 관절염, 전신성 홍반성 루프스와 같은 교원병 또는 결체조직질환

열이 생기는 기전은 열의 생산과 손실에 영향을 주는 다양한 과정 등을 조절하는 뇌에 장애가 나타나는 것입니다. 열성질환에서는 조직손상에 의해 생기는 발열인자라고 하는 생성물질이 혈액에 의해 뇌로 운반되어 열조절중추의 기능을 방해한다는 것이 현재 일반적으로 받아들여지는 가설입니다. 손상된 세포에서 방출되는 생성물질이 질병시 나타나는 열의 원인이라고 생각됩니다.

2) 체온계

흔히들 손으로 이마를 만져만 보고 주관적으로 열이 있다고 판단하는 경우가 많이 있습니다. 물론 종종 비교적 믿을 만하기는 합니다. 하지만 뒤통수 쪽에 열이 있는 것처럼 느껴지지만 체온계로 재보면 괜찮은 경우도 있습니다. 따라서 열이 있을 때 체온계로 열을 정확히 잴 수 있어야 병원에서의 정확한 진단과 치료가 가능합니다. 체온계에는 수은 체온계, 디지털 체온계, 적외선 고막 체온계, 이마형 전자체온계 등이 있습니다. 다음 내용 중 체온계에 따른 발열 기준은 참고치로 절대적인 것은 아닙니다.

(1) 수은 체온계

이 체온계는 가장 오래된 역사를 가지고 있습니다. 값이 저렴한 장점이 있습니다. 읽기가 어렵고 시간이 좀 걸리지만, 제대로 사용될 경우는 가장 정확합니다.

≪부위별로 체온을 재는 방법≫

① **입으로 체온을 잴 때 :** 체온계를 혀 밑에 놓고 입술을 다물어 체온계가 고정이 되게 합니다. 숨은 코로 쉬게 합니다. 3분 정도 지난 후 체온을 읽습니다. 37.6도 이상이 되면 발열이 있다고 할 수 있습니다. 이빨로 깨물면 체온계가 깨져서 수은이 새어나올 수 있기 때문에 어린이에게는 조심스럽게 사용해야 합니다. 이 정도의 양으로는 먹어도 흡수가 되지 않고 배출되므로 문제가 되지는 않습니다.

② **겨드랑이로 체온을 잴 때 :** 겨드랑이에 체온계를 놓고 팔을 가슴 쪽으로 붙이도록 합니다. 이 때, 반드시 겨드랑이의 땀을 닦아야 합니다. 5분 정도 지난 후 체온을 읽습니다. 37.4도 이상이면 발열이 있다고 할 수 있습니다. 이 방법은 시간이 가장 오래 걸리고 그다지 정확하지는 않습니다. 또한 땀이 나있는 경우 체온이 낮게 나올 수 있습니다.

③ **항문으로 체온을 잴 때 :** 아이의 항문과 수은주 끝에 바셀린과 같은 윤활액을 소량 바른 후 부드럽게 항문 속으로 수은주 끝을 집어넣습니다. 2분 정도 지난 후 체온을 읽습니다. 38도 이상이면 발열이 있다고 할 수 있습니다. 이 방법은 정확한 방법으로 3세 이하의 어린이에게 가장 좋은 방법입니다.

(2) 디지털 체온계

이 체온계는 읽기가 쉽고 비교적 값이 저렴하다는 장점이 있습니다. 수은 체온계와 같은 방법으로 사용하면 되는데 측정 시간은 30-40초 정도이고 발열 기준은 수은 체온계와 동일합니다. 수은 체온계보다는 더 읽기가 쉽고 안전하지만 재는 사람에 따라 차이가 많이 날 수 있어 판독에 신중을 기해야 합니다.

(3) 적외선 고막 체온계

적외선을 탐지하는 방식으로 고막을 통해 열을 재는 체온계입니다. 또한 재는 방향이나 기술에 따라 체온이 다르게 나올 수 있어 정확한 판독이 힘들 수 있습니다. 한편 아기에게 열이 있어도 잘 재지지 않는 경우가 간혹 있습니다. 귀지가 많은 경우에는 열이 있어도 없는 것처럼 나올 수가 있습니다. 하지만 대개 1~2초 정도 걸릴 정도로 체온을 빠르고 간편하게 잴 수 있어, 보채거나 자고 있는 어린 아기의 체온을 재는데 적합합니다. 보통 37.6도 이상이면 발열이 있다고 할 수 있습니다.

(4) 이마형 전자 체온계

역시 적외선을 탐지하는 방식으로 이마 밑에 분포하고 있는 측두(관자놀이)동맥이 분포한 이마 표면의 온도를 측정해 열을 재는 체온계입니다. 최근에 개발된 체온계로 정확도가 높으면서 측정이 간편한 장점이 있으나 우리나라에서는 아직 널리 사용되고 있지는 않습니다.

3) 열 내리기 및 해열제

환자들이 소아과 외래를 찾게 되는 가장 흔한 원인은 아이들의 갑작스러운 발열입니다. 아이들이 갑작스럽게 열이 나면 힘들어하면서 심하게 보채는 수가 많습니다. 이때 보호자들의 반응은 열을 빨리 떨어뜨려주길 원합니다. 발열이 뇌의 손상을 주는 등의 해가 되지는 않습니다. 발열은 외부에서 몸 안으로 들어오는 나쁜 이물질에 대항하여 우리 몸을 방어 보호하는 과정에서 발생하므로 중등도의 발열은 인체방어에 유리한 역할을 한다고 할 수 있습니다. 어린이들은 면역력이 약해 어른보다 열이 나는 빈도가 더 많습니다.

열은 어떤 종류의 발열을 일으키는 원인이 체내로 들어왔을 때 발생하게 되며, 그 발열 원인으로는 바이러스, 세균, 면역학적인 기전 등 매우 다양합니다. 발열이 동반되는 질환이 매우 다양하게 많으며, 특히 소아질환에서 더욱 그렇습니다. 그러나 이러한 많은 질환들에서 나타내는 발열의 양상은 조금씩 다릅니다. 섭씨 37도 내지 38도 사이의 미열만 나는 경우, 38.5도 이상의 고열이 계속 나는 경우, 38.5도 이상의 고열이 났다가 정상적인 체온으로 떨어지기를 반복 하는 경우 등의 양상이 있을 수 있습니다. 이러한 체온의 변화는 발열의 원인질환을 아는 데 중요한 한 지표가 될 수 있을 뿐 아니라 환자의 상태의 변화를 아는데 중요한 지표가 될 수 있습니다. 만약 해열제로 열을 강제로 떨어뜨리면 이러한 지표에도 변화가 오게 되며, 그 결과 환자의 정확한 치료와 진단에 악영향을 받을 수도 있습니다.

경구투여용의 해열제들의 경우 심각한 부작용은 없을지라도 간기능의 손상, 신장기능의 손상, 위염 등 부작용들이 빈도는 비록 낮을지라도 나타날 수 있습니다.

아기들이 열이 날 때 어떻게 대처할 것인지를 알아봅시다.

1. 중등도 이하의 발열(약38도 이하)에서는 열에 대한 치료는 대체로 필요 없습니다. 물론 아기가 발열 때문에 너무 힘들어 하면 해열제 이외의 방법을 사용합니다.
   1) 주위 온도 조절 : 옷이나 담요를 너무 두껍게 싸주지 말며, 방안의 온도를 서늘하게 해주고, 환기를 잘 시켜줍니다.
   2) 발열에 의한 탈수는 충분한 수분을 공급해 줍니다.
   3) 거즈나 수건에 미지근한 물을 적셔 가볍게 피부를 문지르면 열을 발산시키는데 도움을 줍니다. 얼음물을 사용하는 것은 좋지 않습니다.

2. 고열(38.5도 이상)에서는 해열제를 사용하더라도 부작용이 적은 약을 사용하되 심한 경우에는 해열제 주사가 필요한 경우도 있습니다.

3. 혹시 열성 경련이 있을 때에는 우선 보호자가 당황하지 않는 것이 제일 중요합니다. 응급처치는 열성경련을 하고 있는 환아의 목이 완전히 펴지게 하고 얼굴을 옆으로 돌려 구강내의 음식물 찌꺼기 등이 흡인되지 않고 잘 제거되도록 합니다. 이렇게 함으로써 음식물 찌꺼기 등이 폐로 흡인되어 기도를 막는 불상사를 피할 수 있습니다. 그런 후 병원으로 빨리 데리고 와야 합니다.

현재 시판되는 해열진통제는 아세트아미노펜, 이부프로펜, 아스피린 등 세 가지가 있습니다. 알약, 시럽, 좌약 형태가 있습니다. 시럽을 먹지 않으려고 떼를 쓰는 아이에겐 주사기가 효과가 있는 경우도 있습니다. 주사 바늘을 뺀 주입구를 입안에 밀어 넣고 시럽을 조금씩 주입하면 먹이기가 쉽습니다. 이런 방법도 힘들 땐 좌약을 사용하면 됩니다.

이 중 아세트아미노펜(타이레놀® 등)이 어린이에게 가장 부작용이 적습니다. 1회 용량은 10~15㎎/㎏, 즉 체중 10㎏의 어린이면 한번에 100~150㎎의 용량이 적당합니다. 투약하고 대개 30분 후부터 해열 효과가 나타나며 만일 한 시간이 지나도 열이 떨어지지 않으면 동일한 용량을 반복해서 투여할 수 있습니다만 약을 너무 많이 사용하면 간 손상의 위험이 따르므로 하루 3회 이외에 한두 번 정도 이상은 더 주지 말아야 합니다.

이부프로펜(부루펜®, 맥시부펜® 등)은 아세트아미노펜보다 해열, 진통 효과가 큰 데다 염증을 가라앉히는 작용도 있습니다. 단 위장장애, 출혈, 발진 등의 부작용이 아세트아미노펜보다 조금 더 많습니다. 이부프로펜 역시 5~10㎎/㎏ 용량으로 하루 3~4회 투여합니다. 단 가와사끼병 환자에서 아스피린을 사용하는 경우 이부프로펜을 같이 복용하게 되면 아스피린의 혈소판 억제 작용을 길항(방해)하기 때문에 통상적으로 관상동맥류가 있는 환자는 아스피린과 함께 이부프로펜을 복용하면 안 됩니다.

아스피린은 해열, 진통은 물론 항염증 효과가 가장 뛰어나 1980년대까지만 해도 널리 사용됐습니다. 하지만 수두나 인플루엔자(독감)에 걸렸을 때 아스피린을 복용하면 간과 뇌가 손상되는 라이증후군이 발생할 위험이 있다는 사실이 알려지면서 해열제로써 보다는 가와사끼병, 류마티스열이나 관절염 등에 주로 사용합니다. 특히 인플루엔자, 천식, 출혈성 경향이 있는 환자, 미숙아, 신생아 등은 아스피린을 사용하지 않는 게 안전합니다.

8 가와사끼병의 그 외 증상

심장 증상

급성기 초기에 맥박이 빨리 뛰는 빈맥이 생길 수 있고 드물게 맥박이 불규칙한 부정맥이 올 수 있으며 심장 기능이 떨어질 수도 있습니다. 심근, 심내막, 심막, 판막, 관상동맥 등 심혈관에 염증이 올 수 있습니다. 심장 바깥을 둘러싸고 있는 심막과 심장근육 사이에 물이 차는 심막삼출이나 좌심방과 좌심실 사이의 승모판막의 폐쇄가 불완전하여 혈류의 역류가 생기는 경우가 종종(약 30% 정도) 생길 수 있으나 대부분 심하지 않고 경하게 생길 수 있으며 드물게는 대동맥 판막을 침범하는 경우도 있습니다. 관상동맥의 확장은 1주경부터 생기기 시작하여 2~4주에 가장 많이 생기며 4주 이후에는 새로운 병변이 거의 생기지 않는 것으로 알려져 있습니다.

관절염 증상

관절염은 1/3정도에서 동반 될 수 있는 것으로 보고되고 있는데 급성기 7-10일 사이에 발생하는 형태와 2주 이후에 발생하는 형태가 있습니다. 초기에 발생하는 형태는 작은 관절을 주로 침범합니다. 후기에 발생하는 형태는 큰 관절을 주로 침범합니다. 아파서 잘 서거나 걷지 못하기도 합니다. 관절내의 활막낭에서 액을 뽑아 보면 염증세포가 나올 수 있으나 후유증 없이 낫는 경우가 대부분입니다.

위장관 증상

복통, 식욕부진, 구토, 설사, 장 마비 등이 있을 수 있습니다. 간염이 와서 간이 커지거나 황달이 생길 수도 있습니다. 담낭수종 (쓸개주머니가 확장되는 병)으로 심한 복통을 호소하기도 하는데 이 경우 복부 초음파 검사로 진단을 합니다.

뇌신경 증상

심하게 보채는 경우가 있으며 뇌수막염 때와 같은 증상(두통, 구토)들이 나타날 수 있습니다. 드물게 경련이 있을 수도 있습니다.

비뇨기 증상

소변에 염증을 보이기는 하나 균이 자라지는 않는 요로감염이 올 수 있으며, 드물게 고환 부종이 생길 수 있습니다.

호흡기 증상

기침, 콧물 등이 동반 될 수도 있으며 드물게 폐렴과 동반 되는 경우도 있습니다.

전신성 혈관 동맥류

환자의 약 2% 정도에서 관상동맥 이외에 액와(겨드랑이)동맥, 장골(골반)동맥, 신(콩팥)동맥 등에서 동맥류가 발생합니다. 이 경우 거의 모든 환자에서 다발성의 거대 관상 동맥류가 발견되며 이러한 동맥류는 관상 동맥류와 비슷하게 저절로 정상 크기로 회귀하거나 협착으로 진행하기도 합니다.

가와사끼병의 매우 드문 합병증

관상동맥 파열, 췌장염, 청력장애, 뇌경색, 안면신경마비, 손발 등 사지에 혈류가 잘 흐르지 않고 썩는 말초 괴저, 신부전(콩팥기능이 저하되어 이상을 나타내는 병) 등이 드물게 보고되고 있습니다.

9 불완전 가와사끼병

전형적인 가와사끼병은 고열 등 주요 증상 여섯 가지 중 5가지 이상 나타나면 진단됩니다. 그러나 일부에서는 이 여섯가지 중 서너 가지 증상만 나타나는 불완전 가와사끼병도 있습니다. 전형적인 가와사끼병은 고열 등 주요 증상 여섯 가지 중 5가지 이상 나타나면 진단됩니다. 그러나 일부에서는 이 여섯 가지 중 서너 가지 증상만 나타나는 불완전 가와사끼병도 있습니다. 대략 10%정도로 추정되는데 이 경우 진단 기준을 충족시키지 못할 뿐이지 전형적인 가와사끼병에서 나타나지 않는 증상들을 보인다는 의미는 아니기 때문에 이전에는 비전형적인(atypical) 가와사끼병이라는 용어를 사용했지만 근래에는 불완전한(incomplete) 가와사끼병이라는 용어를 사용합니다. 그러나 발열이 동반되는 여러 감염성 혹은 염증성 질환들에서 가와사끼병과 흡사한 임상 증상을 보이므로 불완전 가와사끼병의 진단에는 어려움이 있습니다.

가와사끼병은 80%이상이 주로 5세 미만의 영유아에서 발생하는데 1세 미만의 영아에서는 전형적인 가와사끼병을 가진 아이들처럼 오랫동안 지속되는 발열이 특징인데 반해 가와사끼병의 전형적인 증상이나 징후 들은 일부만 나타내기 때문에 진단 및 적절한 치료가 늦어져 관상 동맥류의 합병증을 갖게 되는 경우가 많습니다. 또한 6세 이후 혹은 후기 소아기에서의 가와사끼병의 빈도는 낮지만 이 시기에도 전형적인 가와사끼병의 임상 증상이 모두 나타나는 경우는 드물고 질병이 많이 진전된 후에 진단되는 경우가 흔하기 때문에 관상 동맥류의 위험도가 역시 높습니다. 이 연령대에서 발생되는 가와사끼병의 경우 경부의 임파선 비대를 잘 동반하므로 항생제 투여에도 반응을 잘 하지 않는 경우 가와사끼병을 의심하고 감별 진단에 넣도록 해야 합니다.

여러 진단 기준 중 경부 임파선 비대가 제일 드물게 나타나는 징후로 알려져 있으며 오래 지속되는 발열과 이후에 나타나는 사지 말단 부위의 막양 낙설이 제일 흔하게 보이는 증상이라는 보고가 있으며 다른 보고에선 5일 이상의 발열과 피부 발진이 제일 흔하게 나타난다 하였습니다. 하지만 이미 막양 낙설이 나타난 후 불완전한 가와사끼병으로 진단하고 치료를 시작하면 관상 동맥류의 합병증을 예방하기엔 이미 늦기 때문에 막양 낙설이 나타나기 전에 적절한 진단이 이루어져야 하겠습니다.

진단은 앞에서 언급한 것처럼 임상 증상에 의해서 이루어지며 아직까지는 이 질환을 확실하게 진단을 내릴 수 있는 임상 검사는 없습니다. 임상 검사는 전형적인 가와사끼병이나 불완전한 가와사끼병에서나 비슷한 양상으로 나타나 서로를 구별하기 힘듭니다. 급성기에 전형적인 가와사끼병에서처럼 증가된 백혈구, ESR과 CRP의 증가, 무균성 농뇨, 간기능 효소의 증가 등이 나타날 수 있으며, 심한 경우에는 빈혈이나 저알부민혈증이 보입니다. 아급성기엔 혈소판증가증이 나타납니다. 미국심장협회(AHA)는 가와사끼병의 진단, 치료, 장기관리에 관한 권고를 개정했는데 대표연구자인 하버드대학 제인 뉴버거(Jane W. Newburger)는 불완전 가와사끼병이 의심 될 때 진단적 접근법을 발표했습니다.

불완전 가와사끼병이 의심될 때 진단적 접근법

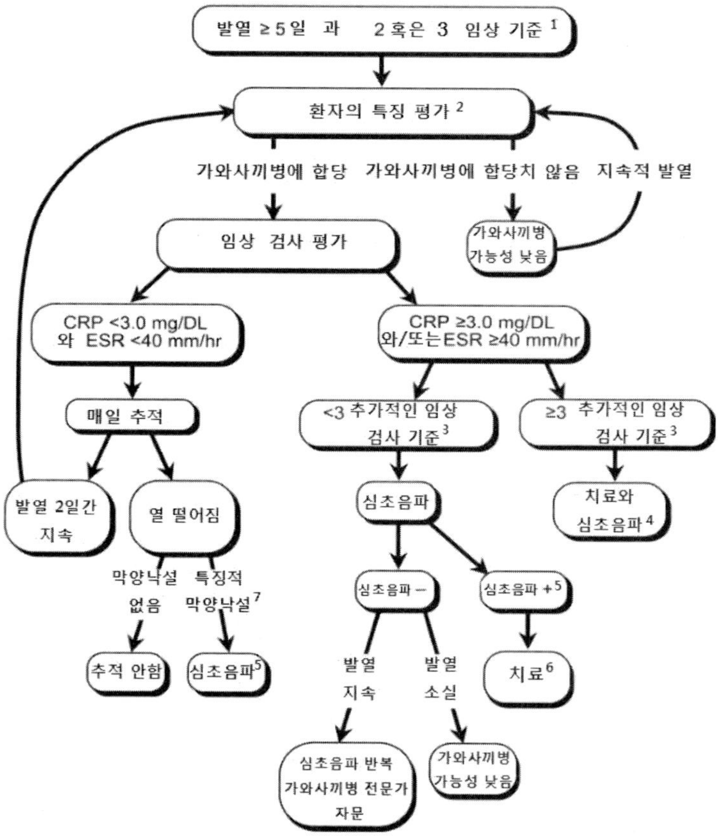

(1)생후 6개월 이하인 환자에서 설명할 수 없는 발열이 7일 이상 지속하는 경우 임상검사를 실시해야 하며 전신성 염증의 증거를 보이는 경우는 임상기준을 만족하지 않아도 심초음파를 해야 한다. (2)가와사끼병 이외의 다른 질환을 시사하는 특징으로는 삼출성결막염, 삼출성인두염, 산재성 구강내병변, 수포성 또는 소포성 홍반, 전신성 림프절종창 등이 있는데 다른 진단을 고려해야 한다. (3)보완적 임상검사 기준에 포함되는 경우는 알부민 수치가 3.0g/dL이하, 연령 기준보다 낮은 빈혈, ALT상승, 7일 후의 혈소판수가 45만/㎣이상, 백혈구수가 1만 5천/㎣이상, 요검사에서 크게 확대하여 고배율 시야에 나타난 백혈구수가 10이상. (4)심초음파 실시전에 치료가능. (5)심초음파 소견이 양성으로 간주되는 경우는 ①좌전하행관상동맥(LAD) 또는 우관상동맥(RCA)의 Z스코어가 2.5이상 ②관상동맥이 일본후생노동성에 의한 동맥류의 기준을 만족한다 ③혈관주변에 고휘도(perivascular brightness)가 나타나거나 점점 가늘어짐(tapering)이 없고 좌심실기능저하, 승모판폐쇄부전, 심낭액저류, LAD 또는 RCA의 Z스코어가 2~2.5인 경우 등의 가와사끼병을 시사하는 특징이 3개 이상있다-는 3가지 조건에 해당한다. (6)심초음파 소견이 양성인 경우는 발열 후 10일 이내인 경우와 10일 이후에 염증의 진행을 보이는 임상징후와 임상검사상의 징후(CRP, ESR)을 가진 환아에 치료를 실시해야 한다. (7)전형적인 막양낙설은 손톱 끝에서 시작된 후 발가락에서 벗겨진다.

10 감별진단 (가와사끼병과 유사한 질환들)

1) 인두결막열 : 발열, 인두염, 결막염을 주증세로 하는 병이다. 아데노바이러스가 원인인 경우가 대부분이며 특히 어린이에게 많습니다. 결막 충혈과 눈물이 나고 눈꼽이 낄 수 있지만 유행성결막염에 비해 비교적 가벼운 경과를 보입니다.

2) 경부 임파선염 : 정상 소아의 경우도 목주위에 임파선은 존재하나 정상 성인에서는 만져지지 않는 것이 일반적인데, 목주위에 임파선이 커져 혹처럼 만져지는 경우에는 여러 가지 질환들을 고려해봐야 합니다. 어린이에서는 대개 감기나 편도염에 동반되어 경부 임파선염이 나타나는 경우가 많습니다. 결핵균에 의한 경부 임파선염이 생기기도 합니다.

3) 홍역 : 고열이 나고 기침, 콧물, 결막 충혈, 발진이 있습니다. 눈꼽이 끼고 입안에 Koplik 점이라는 특징적인 하얀 좁쌀 모양의 점들이 구강 점막에서 보일 수 있습니다. 발진은 목 뒤에서 시작되어 온몸으로 퍼지는데 2-3일 정도 걸리며 발진이 융합되고 회복기에 발

진이 갈색으로 진하게 되며 색소 침착과 함께 피부가 벗겨 질 수 있습니다.

4) 성홍열 : 연쇄상구균에 의한 질병으로 목 안의 인두나 편도가 발갛게 부으며 하얀 백태가 낄 수 있습니다. 혀 표면에 유두라는 돌기가 두드러지며 딸기 모양의 혀를 보이는데 초기에는 빨간 딸기 모양을 보이다가 혀 표면이 하얗게 되며 하얀 딸기 모양을 보입니다. 발진은 햇볕에 탄 피부에 샌드페이퍼(사포) 모양의 소름이 끼친 것과 같이 우둘투둘한 형태이며 항생제를 쓰면 수일 내 열이 잘 떨어집니다. 회복기에는 피부가 벗겨 질 수 있습니다.

5) 전염성 단핵구증 : 소아와 청소년에게 많이 나타나는 엡스타인바 바이러스 감염병입니다. 전신의 림프절이 붓고 발열하며 혈액 중의 단핵세포(이형 림프구)가 증가하는 외에, 인두가 발적되고 편도가 커지며, 간・비장이 커지는 경우도 있습니다. 체온은 38~39℃가 되어 5일~2주일을 지속하다가 점차 열이 내립니다. 발진이 생겼다 1~2일 후 사라집니다. 림프절은 발열 후 3~4일 이내에 일시에 급속도로 붓습니다. 때로는 간기능장애나 황달을 합병하기도 합니다.

6) 포도상구균 피부 열상 증후군 : 포도상구균 피부열상증후군은 포도상구균의 표피용해성 독소에 의하여 전신성 수포와 낙설을 일으키는 포도상구균에 의한 피부감염증의 한 형태로 홍반을 동반하는 것이 특징입니다. 결막염을 동반한 코와 입, 등에 화상 형태의 피부

벗겨짐, 피부가 붓거나 통증 증상 등을 보입니다.

7) 스티븐존슨 증후군 : 여러 모양의 다형홍반의 심한 형태이며 알레르기 반응, 혹은 독성 물질이 일으키는 피부 혈관의 반응입니다. 일부 세균과 바이러스, 곰팡이, 기생충, 약물, 예방 접종, 임신, 부패한 음식 등이 원인이 될 수 있습니다. 증상은 고열, 두통, 권태감, 목, 입안의 통증, 관절통 등이 주된 증상입니다. 초기에는 입술, 혀, 뺨의 점막에 수포가 생겨 음식을 먹기 어려워지며 구내염, 비염, 요도염이 발생합니다. 대부분은 얼굴, 손, 발등에 수포성, 출혈성 발진, 폐렴과 위장관에 이상이 생깁니다. Nicolsky 징후, 즉 피부가 뱀 허물 벗듯이 벗겨지는 현상이 생깁니다. 몸의 장기의 손상과 실명을 초래할 수도 있습니다.

8) 연소성 류마티스 관절염 : 15살 이하의 소아에서 최소한 6주 이상 지속되는 관절염이 있을 때에 소아 류마티스 관절염이라 합니다. 소아 류마티스 관절염은 성인의 경우와는 달리 관절염이 손가락 마디와 같이 작은 관절보다는 손목, 무릎, 발목, 고관절과 같은 큰 관절에서 잘 발생하며 여러 관절에서 다발성으로 오는 것보다 소수의 관절에서 발생합니다. 또 관절증상 이외도 심한 고열과 피부발진이 생기는 경우가 많습니다.

9) 패혈증 : 패혈증이란 혈액, 즉 핏속에 균이 침범하여 전신으로 퍼져 나가는 병으로 전신적인 임상 증상과 함께 혈액 배양으로 진단

할 수 있는 질환입니다. 신생아기에 주로 잘 생길 수 있는 세균성 감염증의 일종입니다. 신생아패혈증은 비특이적 증상이 많은데, 흔히 발견되는 것은 체온의 불안정, 황달, 호흡 곤란, 청색증, 구토, 설사, 복부 팽만, 식욕 부진, 구토, 축 쳐지는 상태, 보챔 등이 있습니다.

10) 약물 열 : 약물 항원 항체 이상반응으로 생기는 약물 알레르기로 인해 열이 날 수도 있고 약물 치료 부작용이 생겨 그 부작용의 증상으로 열이 날 수 있습니다. 페니실린이나 세팔로스포린스 등 항생제, 항경련약 및 항종양약제 일부 등으로 치료를 받는 중 약 부작용으로 인해 약물 열이 날 수 있습니다. 약물 치료 시작 7일 경에 약물 열이 나기 시작하는 것이 보통이며 사용하던 약을 중지한 후 2~ 3일 내에 열이 떨어지는 것이 보통이고 때로는 피부 발진 등이 동반 되는 경우도 있습니다.

11) 돌발진 : 갑작스럽게 고열이 나다가 열이 떨어지면서 온몸에 발진이 생기는 바이러스 감염 질환입니다. 인두 부위의 점막이 약간 충혈되어 있거나 콧물이 나는 수가 있으나 특징적인 증세는 나타나지 않습니다. 6개월에서 2년 사이의 어린이들에 잘 걸리며 인간 헤르페스 바이러스-6이 원인으로 알려져 있습니다. 3~4일간 고열이 계속되다가 갑자기 열이 내리면서 온몸에 발진이 나타나며 대개 24시간 내 소실됩니다. 열이 심하게 나는 동안에는 열성 경련이 나타날 수 있으며, 목이나 목 뒤에서 림프절이 커져 있을 수 있습니다.

11 가와사끼병의 질병 시기

가와사끼병은 급성기, 아급성기, 회복기의 3시기를 보이는 질병입니다.

1. 급성기(acute phase)

첫 1-2주(5-11일) 동안 발열과 함께 결막 충혈, 구강 점막의 발적, 손발의 홍조와 부종, 발진, 경부 임파선염 등의 주증상이 나타나고 보챔, 관절염 등 다른 증상들도 나타날 수 있으며 염증수치(백혈구수, ESR, CRP, 간혹 간수치 등)가 올라가며 열이 떨어지기 전까지의 시기입니다. 심장근육염증(심근염)이 흔하고 심장을 둘러싸고 있는 심막 내에 염증이 동반된 물이 차는 심막 삼출이 생길 수 있습니다.

2. 아급성기(subacute phase)

2주~4주 사이에 급성기의 증상들은 대개 다 호전되고 열이 떨어지고 난 후로 급성기와 회복기 사이의 시기로 혈소판 수가 증가하기 시작하고 손가락, 발가락 끝의 피부 막양 낙설 등이 이 시기에 생깁니다. 때로는 관절염이 지속되기도 합니다. 관상동맥류는 대부분 1주~4주 사이에 생기고 커질 수 있는 시기이며 드물게 갑자기 상태가 나빠질 수 있는 시기입니다.

3. 회복기(convalescent phase)

한 달에서 두세 달 사이로, 이때는 모든 진찰소견 및 검사 결과 특히 염증 수치가 정상으로 돌아오며 관상동맥류가 크기가 감소하거나 회복되는 경우가 많으나 때로는 지속되기도 합니다.

12 가와사끼병의 심장염증

관상동맥류가 가와사끼병의 가장 중요한 심혈관계 합병증이지만 다른 심장 합병증이 생길 수 있는데 심근염, 주로 승모판을 침범하는 판막염, 심막염, 심막액저류(심낭삼출), 심근경색, 전신동맥류, 관상동맥류의 파열로 인한 혈심낭 등이 올 수 있습니다. 심근염은 가와사끼병의 급성기에 50% 이상의 환자에서 생기는데 발열의 정도보다도 심한 빠른 빈맥을 보입니다. 드물게 심근염이 심할 경우 심부전과 심인성 쇼크를 일으킬 수도 있습니다.

급성 심근염의 진단은 심계항진(가슴두근거림), 호흡곤란, 심비대, 울혈성 심부전,허탈 등의 임상 증상과 청진상 말 달릴 때 들리는 소리 같은 분마음(gallop sound)이 들리고, 혈청 검사상 CPK, LDH, troponin I 등이 증가되어 있을 때 의심할 수 있습니다.

심염은 심전도 상 발열의 정도에 비례하지 않는 빠른 맥박(동성빈맥)이나 PR 간격 연장 또는 ST, T파의 변화, R파의 전압 감소(사지유도에서 전반적인 QRS voltage가 5 mm 이하) 등의 소견을 보입니다. 심초음파 검사상 판막폐쇄부전이나 심근수축력 저하(fractional shortening이 28% 미만일 때로 정의) 또는 심막액저류가 관찰 되는 소견을 보입니다. 소량의 심막액저류를 동반한 심막염을 가와사끼병 환아의 급성기 때 볼 수 있습니다. 환자의 약 30%에서 심초음파 검사로 발견되며 심한 심장압전(심막안에 액체가 차서 심장을 압박하여 심장기능이 떨어지는 병)으로 진행되는 경우는 극히 드뭅니다. 심낭 삼출액이 있으면 관상 동맥류의 빈도가 높을 수 있으므로, 이때 더욱 더 관상동맥을 세밀히 조사하는 것이 필요합니다. 판막질환은 주로 승모판을 침범하는데 심잡음과 연관된 의미 있는 폐쇄 부전으로서 승모판 폐쇄 부전은 1%, 대동맥 폐쇄 부전은 0.1%의 빈도로 보고되고 있습니다. 승모판 폐쇄 부전의 경우 급성기에 발견되어 수개월 후에 사라지는 형은 대개 급성 심근염에 의한 것이며 수년 동안 지속되는 형은 심근 허혈에 의한 판막이나 유두근의 기능 저하에 의한 것입니다. 매우 드물게 폐쇄 부전이 심하여 판막 치환술이 필요한 경우도 보고되고 있습니다. 그외 삼첨판 폐쇄부전, 대동맥판 폐쇄부전 등이 보고되고 있으나 소아기에 정상범위내로 흔히 미량의 판막 폐쇄부전을 볼 수 있기 때문에 그 평가에 신중해야겠습니다.

13 가와사끼병과 관상동맥

1. 관상동맥의 역할과 구조는?

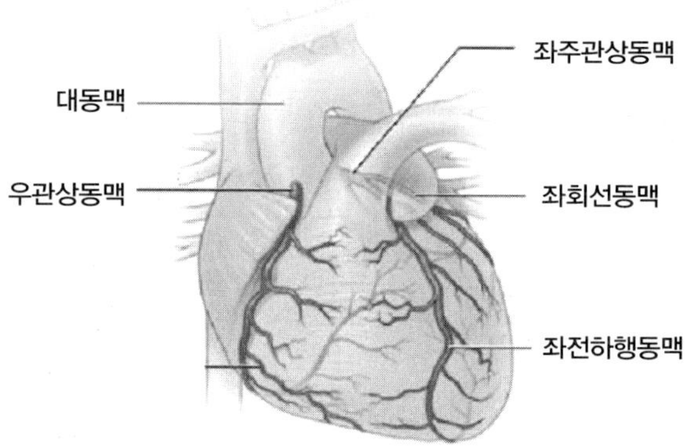

심장은 박동하면서 온 몸에 혈액을 보내 조직에 산소와 영양분을 전달하는 펌프 작용을 하고 심장 자체에 혈액을 공급하는 역할을 합니다. 관상동맥은 피를 전신으로 펌프질 하는 심장근육에 산소와 영양분을 공급합니다. 심장이 필요로 하는 혈액의 양이 항상 일정하지는 않습니다. 휴식기에는 소량의 혈류만으로도 충분하지만 운동을 하는 경우에는 훨씬 많은 혈류를 공급해야 합니다.

관상동맥은 대동맥 시작부위(대동맥판의 바로 위)로부터 나오며 관상동맥은 좌측 관상동맥과 우측 관상동맥으로 나누어집니다. 좌측 관상동맥은 다시 좌전하행(left anterior descending, LAD)과 (좌) 회선동맥(circumflex)의 2개의 가지로 나누어집니다.

- 우관상동맥은 심장의 우측과 후방에 혈액을 공급합니다.
- 좌전하행 관상동맥의 가지는 좌심실 심근, 중격, 전방유두근과 우심실 일부에 혈액을 공급합니다. 또한 좌전하행동맥은 심첨부 후방과 전방에 혈액을 공급합니다.
- 회선동맥은 좌측 관상동맥으로부터 90° 각도로 꺾어진 후, 좌심실 측면과 심첨 쪽으로 내려가며 회선동맥과 그 가지들은 좌심방의 대부분과 좌심실 측면 벽, 좌심실 후벽의 일부분에 혈액을 공급합니다.

2. 관상동맥류란 무엇이며 어떻게 형성되나?

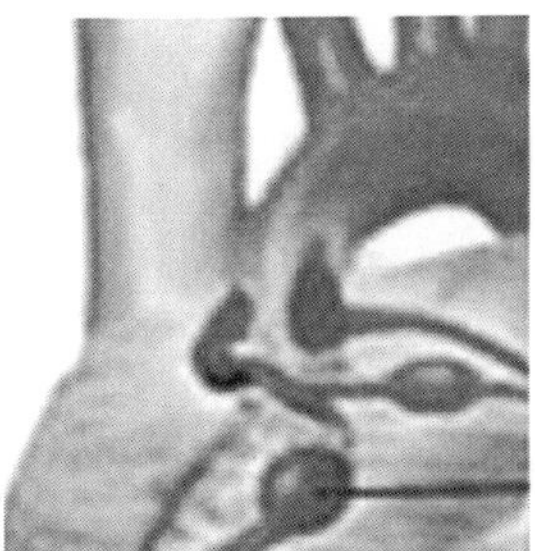

관상동맥에 염증이 생겨 손상이 오게 되면 혈관벽을 약화시켜 벽이 풍선처럼 늘어나 주머니처럼 되는 동맥류가 생깁니다. 타이어나 고무호스의 약한 부위가 공기나 물로 부풀어 오르는 것과 같은 원리입니다. 정상적으로는 혈관벽은 매끈하고 균일하나 가와사끼병에 걸리면 관상동맥혈관의 근육벽이 약해져서 혈류의 압력에 의해 혈관벽의 약한 부위에 풍선처럼 부풀어 오르는 것을 말합니다.

3. 관상동맥류의 퇴행(퇴축)

가와사끼병을 앓으며 형성되었던 관상동맥류는 정상 크기로 퇴행(퇴축) 할 때 가장 안쪽의 내막이 흉터가 남는 것처럼 두꺼워 질 수 있습니다.

4. 혈전(피딱지)의 형성

몸 안의 피는 혈관을 통해 순조롭게 흐릅니다. 그러나 관상동맥류와 같이 혈관이 늘어난 부위에서는 혈류가 서서히 흐르고 소용돌이 치는 것 같은 와류가 생기며 혈소판이 서로 달라붙을 수 있으며 혈전은 혈류를 차단하여 심각한 문제를 일으킬 수 있습니다.

14 가와사끼병 환자의 관상동맥 병변

관상동맥 병변의 출현 시기는 발병 후 평균 10일 정도에 관상동맥 확장이 처음으로 발견되며 4주 이내에 관상동맥 병변이 최고조의 빈도를 나타낸다고 하였으며 발병 후 8-15일 사이에 혹은 2-4주 사이에 호발 한다는 보고도 있습니다. 가와사끼병 환아에서 관상동맥 혈관벽의 약화를 일으키기에는 충분하지 않을 정도로 경도의 혈관염이 일어날 수 있지만 이러한 경도 혈관염이 있는 환자의 장기 예후는 알려져 있지 않습니다. 가와사끼병 환아에서 관상동맥 이외의 중간 크기의 전신성 혈관 동맥류가 치료하지 않은 환자의 2%정도에서 나타나는데 주로 관상동맥류를 가지고 있는 환자에서 발생한다고 알려져 있습니다. 이때 흔히 침범되는 동맥으로는 액와, 장골, 신장 동맥 등입니다.

관상동맥류의 유무에 관계없이 모든 환아에서 혈관 내막의 변성과 증식, 벽내 소혈관 막의 부종, 반흔, 섬유화가 경도에서 중등도로 일어난다는 보고도 있습니다. 간혹 벽에 석회화가 생기기도 합니다. 혈관내 초음파 시행 결과 가와사끼병을 앓고 평균 11년이 지난 환자에서 관상동맥 조영상 정상적으로 보이는 혈관에서도 경한 혈관 내막의 비후 및 혈관 확장의 이상을 보고한 경우도 있습니다. 동맥의 직경에는 아무런 변화 없이 혈관 내막의 비후만 일어난 경우에도 혈류 증가에 의한 내피 의존성 확장 손상을 초래하며, 이 혈관 긴장도(tone)와 혈류의 장애는 혈소판의 응집을 증가시키고, 백혈구와 혈관 내피 세포의 상호 작용을 변화시키며 평활근 세포의 증식을 야기해 조기 죽상 경화증의 원인이 될 수 있다고 하였습니다.

관상동맥류의 회복에 대한 장기적 예후는 잘 알려져 있지 않으나 이런 혈관들이 신축성이 떨어진다고 합니다. 또한 관상동맥류가 수년에 걸쳐 정상 내경으로 회복된다고 하나 혈관내 초음파를 시행 해 보니 관상동맥류가 회복된 후에도 혈관내벽의 내막-중막 복합체(intima-media complex)가 현저히 두꺼워져 있다는 소견을 보여 줍니다. 젊은 성인에서 허혈성 관상동맥질환이 가와사끼병의 후유증으로 생겼다는 보고들도 있습니다.

가와사끼병의 장기 경과는 관상 동맥류의 존재 유무와 그 크기에 따라 다릅니다. 대체로 직경 8mm를 기준으로 삼으나 절대적인 것은 아닙니다. 8 mm 이상의 거대 관상 동맥류는 항 응고 치료에도 불구하고 혈전의 형성에 의한 협착과 폐쇄로 허혈성 심질환을 일으킬 수 있습니다. 가와사끼병에서 발생하는 관상동맥류는 심근경색과 급사를 유발할 수 있기 때문에 가장 심한 심장 합병증에 속합니다. 주 사망의 원인은 심근경색으로 이는 동맥류에 혈전성 폐쇄가 발생하여 이루어집니다. 그러나 소아에서 가와사끼병의 조기 사망률은 심근경색 환아의 1% 미만입니다. 더욱이 심근경색 환아의 1/3에서 증상을 초래하지 않는데 이는 폐쇄부위가 다시 뚫리거나(재소통) 또는 관상동맥의 측부순환이 급속히 발생하기 때문입니다. 가장 심한 형태의 관상동맥류인 8 mm 이상의 거대동맥류는 대부분에서 크기에 변화가 없고 항혈소판제를 투여함에도 불구하고 상당수에서 협착이나 폐쇄로 진행 되었다고 하였습니다. 이러한 거대동맥류는 잘 회복되지 않고 드물게 파열이 있을 수 있으며 혈전이 생기고 결국 협착이 생기며 좁아지는 경우가 많습니다. 관상동맥류에서 협착으로 변형되는 단계에서 동맥내강의 90%이상이 막힌 경우 이를 국소형 협착이라 하며 혈전성 폐쇄와 함께 관상동맥 내강에 위치한 혈전의 용해에 의해 재소통이 반복될 경우 분절형 협착으로 진행하게 됩니다. 이때 재소통이 없이 폐쇄과정만 계속 진행되면 완전폐쇄가 일어납니다. 8 mm 이하의 관상 동맥류는 퇴축(정상 상태로까지 수축 변화를 일으키는 현상)을 일으킬 수 있는데, 퇴축되어 혈관 촬영에서 정상 소견을 보이는 부위도 조직 검사 및 혈관 내 초음파 검사에서 혈관 벽의 구조적 변화를 관찰할 수 있었으며, 이는 조기 동맥경화 병변과 유사한 심한 내막 증식을 보여 주는 것입니다. 또한 퇴축된 관상 동맥류는 내피 세포 기능 장애와 경도의 평활근 세포의 기능 장애를 나타냅니다. 이러한 결과는 동맥류의 퇴축 부위가 점차 경직되어짐을 알 수 있게 합니다. 퇴축된 관상 동맥류는 혈관벽의 형태적, 병리적, 기능적 변화가 있으며, 장기적 심혈관 질환의 위험 요인이 되며, 성인에서 조기 동맥경화로 이행할 가능성이 있습니다. 가와사끼병은 원인 및 치료, 관상 동맥류의 퇴축 기전 및 장기 경과, 동맥경화증으로 이행 등 아직도 연구되어야할 과제가 많은 질환입니다.

15 가와사끼병의 보조 검사법

1. 혈액검사

검사실 결과들은 가와사끼병에 비특이적이지만, 염증의 정도를 반영합니다. 적혈구침강속도(ESR) 및 C반응단백(CRP)의 상승(대개 비슷한 다른 병들보다 높음), 백혈구수(특히 다핵구수) 증가, 빈혈(낮은 적혈구 수) 등이 포함됩니다. 혈소판 수는 일반적으로 첫 주에는 정상이나 2주부터는 수가 증가하기 시작해서 매우 높아집니다. 드물게 백혈구수나 혈소판 수가 낮은 경우도 있습니다. 환자들이 정상으로 회복되기 전까지는 주기적으로 혈액 검사를 해야 합니다. 간혹 간염증 수치인 AST/ALT(GOT/GPT)가 증가 될 수 있습니다.

2. 소변 검사

균을 배양해도 자라지 않지만 염증세포(백혈구)가 증가 되어 있을 수 있습니다(무균성 농뇨).

3. 심전도

심전도는 피부에 전극판을 부착하여 심장에서 발생하는 전기를 기록하는 기계로 심장의 전기 전달에 이상이 생겼는지를 알 수 있습니다. 심전도가 가와사끼병을 진단하는데 도움이 되지는 않으나 드물게 올 수 있는 부정맥, PR간격의 증가, ST-T 변화 등의 소견을 볼 수 있습니다. 관상동맥류의 합병증이 생겨 심근경색이 의심되는 경우에는 Q파 및 ST-T 변화 등을 볼 수 있습니다.

4. 심초음파 검사

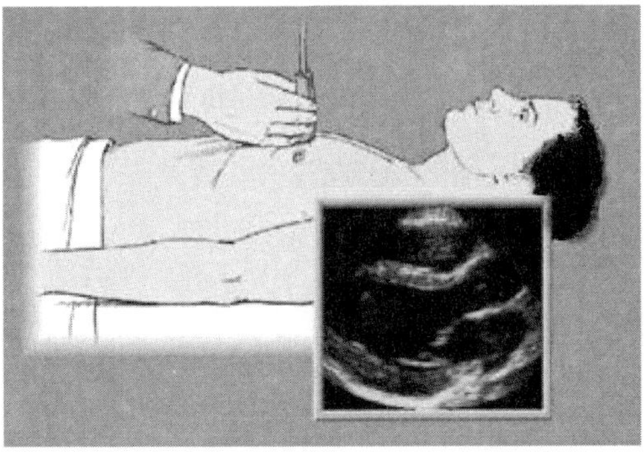

심초음파검사는 통증이 없으며 무해하며 위험성이 없는 검사입니다. 특별히 고안 된 진동 크리스탈이 우리가 들을 수 있는 음파보다도 더 높은 음역의 초음파를 발생시켜 심장에 반사되어 돌아 오

는 음파를 이용하여 영상을 얻는 장치로 심장과 혈관의 절단된 단면을 볼 수 있습니다. 심장의 구조(겉을 싸고 있는 심막, 각 심장벽의 두께 및 심방, 심실의 용적, 심장으로 들어가고 나오는 정맥, 동맥의 이상 여부, 판막이 좁아져 있는 협착이나 거꾸로 새는 역류 등)와 기능(수축력, 심실벽 운동) 등의 이상을 알 수 있습니다. 환자는 침대에 누운 자세나 약간 왼쪽을 향하도록 기울인 자세로 눕습니다. 초음파의 전도를 증강시키기 위해 가슴에 특별한 젤리를 바르고 진동 크리스털이 부착된 탐촉자를 가슴 위의 적당한 부위에 갖다 대고 검사합니다. 어린 소아의 경우 움직이므로 수면제를 입이나 항문으로 넣어 재운 후 검사를 하는 경우가 많습니다. 가와사끼병에서 심초음파검사는 관상동맥에 어떤 변화가 왔는지를 아는데 중요한 방법입니다.

관상 동맥류의 선별 검사로서 일차적으로 사용되며 동맥류 크기의 변화를 추적하고 판막이나 심장 기능 부전 또는 심막 삼출액의 발견에 유용하게 이용 된다. 대동맥판막에서 관상동맥이 나오는 가까운 근위부는 잘 볼 수 있으나 멀리 떨어진 원위부 관상동맥을 영상화하거나 협착성 병변을 발견하는데는 제한적이며 병변(이상 부위)이 있는데 없는 것처럼 보이는 위음성으로 나올 수 있고 정지 화면에서는 관상동맥이 정상보다 크게 보여 병변이 없는데 있는 것처럼 보이는 위양성으로 나올 수도 있습니다.

심초음파를 이용해 관상동맥의 내경(안쪽 지름)을 측정하는 것이 매우 중요합니다. 대체로 5mm 이하는 경도, 5-8mm 정도는 중등도, 8mm 이상(통상 거대 동맥류라 함)의 경우 중증이라고 분류되기도 합니다. 동맥류의 모양에 따라 염주 모양으로 가로, 세로 직경이 거의 비슷하게 확장되어 있을 경우 낭형(saccular), 가운데가 볼록하고 양끝이 뾰족한 원기둥꼴의 모양으로 대칭적으로 확장된 부위가 점차적으로 근위부 혹은 원위부의 직경의 감소를 보일 때 방추형(fusiform)이라고 불립니다. 관상동맥이 정상보다 크지만 동맥류가 없는 경우 확장 되었다고 합니다.

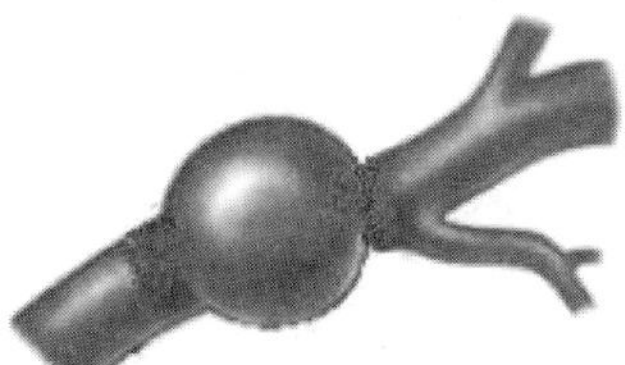

낭형 동맥류

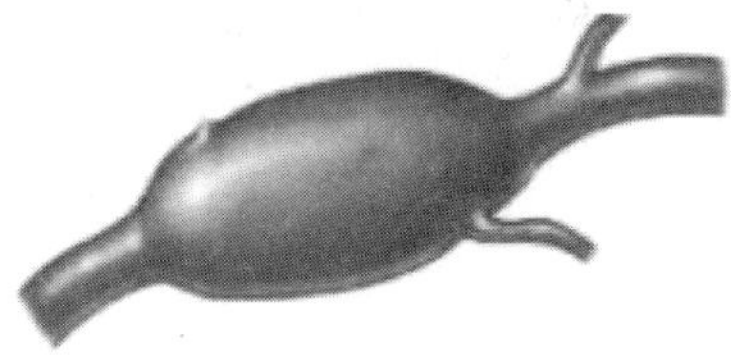

방추형 동맥류

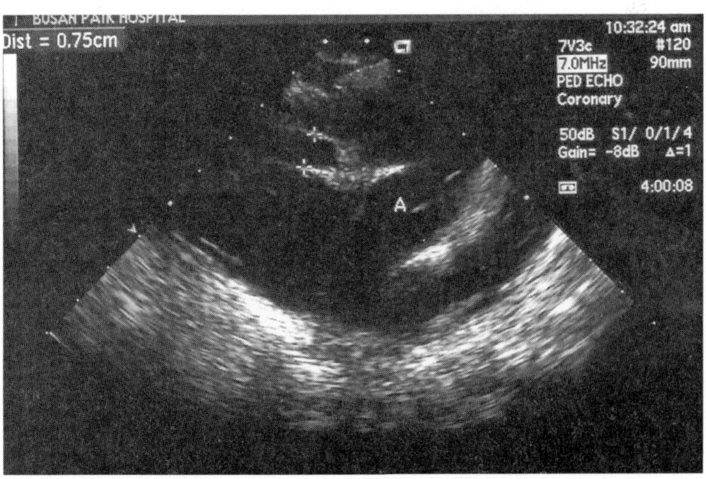

우관상동맥 직경이 7.5mm로 늘어난 소견 보이고 있음(A: 대동맥)

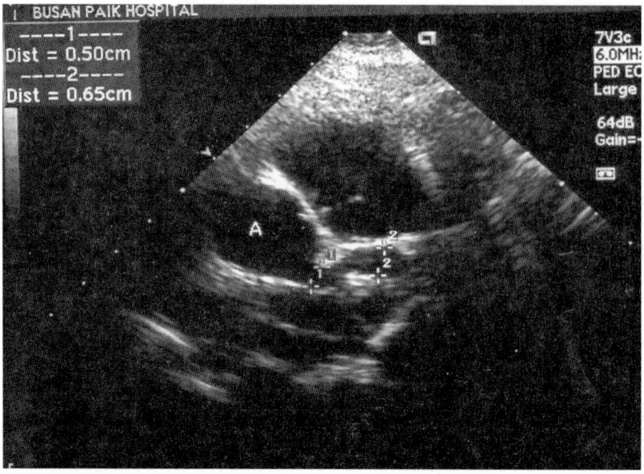

좌주관상동맥 직경이 5mm로, 좌전하행관상동맥 직경이 6.5mm로 늘어난 소견 보이고 있음 (A: 대동맥)

심초음파는 가와사끼병을 가진 환아의 진단에 중요한 도구입니다. 관상동맥의 구조를 충분히 보기 위해 환아는 수면상태 또는 보채지 않는 안정상태를 유지하는 것이 매우 중요합니다. 심초음파검사로 관상동맥이 대동맥에서 나오는 가까운 기시부의 동맥류를 상당히 정확히 진단할 수 있으나 대동맥판막으로부터 멀리 떨어진 원위부의 동맥류를 진단하는데 정확도는 떨어집니다. 또한 관상동맥이 늘어나 있는 부위는 잘 발견되나 좁아져 있는 부위는 잘 보이지 않는 단점이 있습니다. 간혹 관상동맥벽의 음영이 증가되는 혈관주위가 밝게 보이는 경우도 있습니다. 단층심초음파검사에서 혈전을 확인할 수 있는 경우가 있다는 연구가 있으나, 알기 어려운 경우도 있으며 관상동맥조영술 소견과 반드시 일치 하지 않는 경우도 있다는 보고도 있습니다. 관상동맥의 정상적인 크기는 영아에서는 2mm, 청소년기에는 5mm 정도로 나이가 듦에 따라 직경도 증가합니다. 심초음파 검사는 정지화면에서 최대 내경을 측정합니다. 심초음파 검사에서 통상적으로 1984년에 일본후생성 가와사끼병 소위원회에서 발표한 관상동맥 병변의 진단기준을 많이 사용하고 있는데 1) 5세 미만에서는 관상동맥의 내경이 최소한 3mm 이상, 5세 이상에서는 4mm 이상, 2) 근접 부위보다 1.5배 이상, 3) 관상동맥 내경이 3mm 미만일지라도 명백하게 불규칙한 경우입니다. 하지만 이 기준은 나이만을 고려하였기 때문에 소아에서 체표면적이 늘어날수록 관상동맥직경도 따라서 늘어나는데 나이에 따라 2군으로만 나눈 것은 문제가 있다고 할 수 있겠습니다. 그래서 12.5 kg이하는 2.5 mm 이하, 12.5 -27.5 kg 사이는 2.5-3.0 mm, 27.5 kg이상은 3-5 mm 내경을 기준으로 관상동맥 이상을 진단하기도 합니다. 또한 관상동맥 크기는 소아의 신체 크기와 관련되는데 Z스코어(score)란 일정한 체표면적(BSA, 신장 및 체중에 따른 신체 크기 기준)을 가진 소아군에서 나타나는 관상동맥 직경의 평균치에 차이를 보여주는 표준편차 수치라고 설명됩니다. 즉 Z스코어가 0이란 것은 소아는 BSA군의 평균 사이즈라는 사실을 의미하며 -2는 해당 BSA군의 평균 사이즈보다 2 표준편차 작다는 것을 의미하며 +2는 해당 BSA군의 평균 사이즈보다 2 표준편차 크다는 것을 의미합니다. 인구집단에서 전체 소아의 95%는 특정 관상동맥부위의 Z스코어가 -2에서 +2 사이에 있게 되므로 즉 Z스코어가 2.5이상인 경우 관상동맥이 늘어났다고 진단 할 수 있는 기준으로 사용되기도 합니다.

심장초음파를 시행하는 시기는 원칙적으로는 진단 직후, 2주 후,

2개월 후, 6개월 후, 1년 후 등 여러 번 시행해 보는 것이 좋겠으나 실제로는 검사 비용이 많이 들고 수면제를 먹여야 하는 등 여러 번 시행하는 것이 쉽지 않기 때문에 병원에 따라 방침은 약간씩 다를 수 있습니다. 미국심장학회 지침에 따르면 첫 진단시, 6-8주후, 6-12개월 후 추적 검사 하는 것을 추천하고 있으나 여러 기관 연구에 따르면 2개월 이내에 시행한 추적 심초음파상 정상이었던 환자는 모두 이후에 관상동맥이상을 보이지 않았다는 보고들이 있습니다. 2주경 시행한 심초음파 검사가 괜찮은 경우 2개월에 다시 시행 한 후 괜찮으면 이후 추적 검사에서도 거의 대부분 문제가 없다고 볼 수 있으나 2주경 시행한 검사상 관상동맥이 많이 늘어난 경우에는 정상 크기가 될 때까지 심초음파검사를 반복해서 해야 합니다. 국내에서도 병원에 따라 심초음파를 실시하는 시기와 횟수 등에 차이는 있으나 저자가 전국의 소아심장 전문의를 대상으로 실시한 설문 조사 후 대한소아과학회지에 발표한 내용에 따르면 초기 심초음파검사상 관상동맥 크기가 정상인 경우에는 2개월경에 한 번 더 시행하는 경우가 가장 많았고 초기 관상동맥 크기가 약간 늘어난 경우에는 2개월 및 6-12개월 후에 추적 심초음파를 더 시행한 경우가 가장 많았습니다. 물론 모든 병원에서 관상동맥류가 있을 때는 정상 크기가 될 때까지 계속 추적 심초음파 검사를 시행하고 있었습니다. 앞으로 회복기 심초음파 검사상 관상동맥 내경 크기가 정상범위인 가와사끼병 환자에 대한 추적 관찰 방법에 대한 학회 차원의 기준이 필요하리라 생각됩니다.

6. 기타 검사

중등도 이상의 관상동맥 변화가 있는 환자(통상 5mm 이상의 관상동맥류)에서는 이러한 관상동맥 폐쇄나 협착으로의 진행을 예견할 수 있는 비침습적 검사로 운동부하 심전도, 정맥내 도부타민을 사용하여 부하 심초음파 검사, 단일광자방출전산화단층촬영(심근관류스캔, SPECT) 등을 시행하면 심근 관류(perfusion, 혈액순환)의 감소를 유용하게 진단 할 수 있습니다. 그러나 실제로 심한 협착이 있는 경우에도 임상증상이 나타나지 않거나 의의 있는 관류장애가 관찰되지 않는 경우도 있습니다. 침습적 검사로 관상동맥조영술을 시행 해봐야 하는 경우가 있으며 관상동맥조영술 대신에 자기공명 관상동맥조영술(MRA)이나 전산화단층촬영(CT)을 청소년기 이후에 시행해 볼 수 있다는 보고가 있습니다.

1) 운동부하 심전도

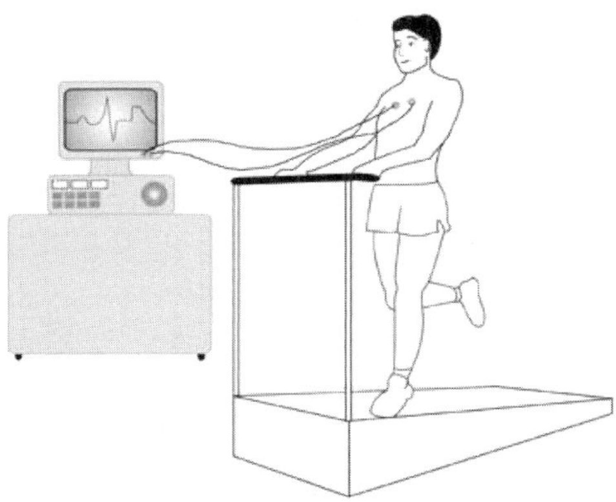

러닝머신 위에서 걷거나, 점차적으로 뛰는 운동을 하면서 심장에 부담을 주어 혈압, 심박동수 변화 및 심전도의 이상 유무를 체크하는 검사법으로 협심증, 관상동맥질환이나 기타 심장질환을 진단하는 방법입니다. 일정한 간격 대체로 3분 간격으로 러닝머신의 벨트 돌아가는 속도가 빨라지고 경사가 급해지기 때문에 시간이 흐를수록 더 빨리 뛰어야 합니다. 검사가 가능한 연령 즉 러닝머신 위에서 뛸 수 있는 연령이 되어야 시행 할 수 있기 가와사끼병의 급성기 보다는 관상동맥류 등의 합병증이 남아 있는 환아에서 추적시 도움이 될 수 있습니다.

2) 부하 심초음파

도부타민 같은 약제를 사용하여 심근의 산소 요구량을 증가시켜 심근의 혈류 공급과 요구의 불균형을 이루게 하여 국소 벽 운동 이상과 심실 벽의 수축 운동 이상을 안정시와 비교 관찰함으로써 심근허혈을 진단합니다. 좌심실 국소 벽 운동 이상이 관찰되는 부위에 따라 관상동맥 병변의 부위를 추측할 수 있습니다. 즉, 좌심실 전벽, 중벽 및 심첨부의 국소 벽 운동 이상은 좌전하행동맥의 이상, 측벽과 후벽의 운동 이상은 좌회선동맥의 이상, 하벽의 운동 이상은 우관상동맥의 병변을 의미합니다. 소아에서는 잘 사용되지 않습니다.

3) 관상동맥조영술

심도자 및 심혈관 촬영술은 오래전부터 선천성심장병의 진단에 사용되어 왔는데 최근에는 심장초음파 진단의 발달로 점차 복잡심기형의 진단이나 치료 목적으로 시행되어지고 있습니다. 보통 시술하루 전에 입원하여 간단한 피검사, 심전도, 흉부 X-선 촬영을 하고 검사 날에는 금식 후 수면제 또는 마취제 투여 후 검사를 시작합니다. 심도자검사란 국소 마취 후 소아에서는 사타구니 부위 혈관(대퇴정맥이나 동맥)에, 성인에서는 사타구니 혈관이나 손목혈관을 통해 카테터라 불리는 가느다란 속이 빈 관(도관)을 삽입 후 심장혈관 및 심장의 심방이나 심실에서 압력과 산소포화도 등을 측정하는 검사입니다. 최근에는 심도자술 시행 중에 도관을 통해 풍선이 달린 도관을 이용하여 좁아져 있는 폐동맥판막(폐동맥 협착증)을 넓혀 주거나 기구(우산 같이 생긴 막는 기구, 코일 등)를 이용하여 심방중격결손증이나 동맥관개존증 등의 구멍이나 관을 막기도 합니다.

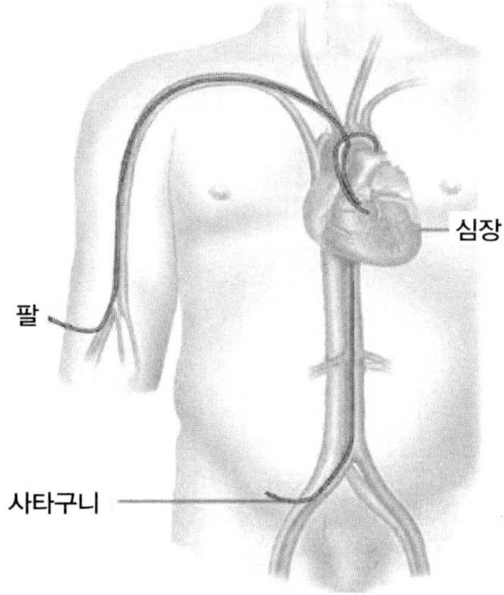

관상동맥조영술이란 영화를 찍듯이 심장 혈관을 촬영하는 시술입니다. 심초음파검사로 잘 보이지 않는 대동맥판막에서 멀리 떨어진 말초부위의 관상동맥의 동맥류나 관상동맥 좁아짐(협착)이나 막힘(폐쇄) 등을 찾아 낼 수 있을 뿐만 아니라 필요한 경우 좁아져 있는 부위를 넓히는 풍선확장술을 시행하기도 합니다. 검사시간은 대개 30분에서 한시간 정도 소요됩니다. 검사가 끝나면 혈관을 찔렀던 부위를 지혈시키기 위해 압박하는데 모래주머니를 두시간 정도 올려놓기도 합니다. 검사를 받은 환자는 대부분 검사 다음날 퇴원합니다. 관상동맥조영술은 비교적 안전하지만 가끔 합병증이 있을 수 있습니다. 혈관을 찔렀던 부위에 피멍이 생길 수 있으며 드물게 조영제에 알레르기 반응을 보일 수도 있습니다.

심초음파 검사는 관상동맥의 형태를 알아보는 유용한 검사지만 평균 4mm이하의 미세한 관상동맥류나 폐쇄 및 협착이 있는 경우에 관상동맥의 크기를 측정하는데는 제한이 있고 동맥류가 혈전과 함께 있는 경우 혈관의 협착이나 폐쇄 상태를 알아보는 것도 쉽지 않습니다. 그러므로 협착의 위험성이 높은 고위험군에서는 관상동맥 조영술을 시행하여야 할 것입니다.이상과 같은 관상동맥 병변의 형태학적 진단은 주로 심혈관 조영검사로 이루어지며 심장초음파 소견에서 심혈관계 합병증의 증거가 있는 환아 들을 대상으로 하고 있습니다.

관상동맥조영술은 관상동맥 병변을 위한 표준 검사로서 협착이나 혈전성 폐쇄 등의 형태학적 진단과 측부 혈관의 발달 정도를 평가하는데 심초음파보다 더 유용합니다. 그러나 침습적인 검사이므로 검사 자체의 위험성이 있고, 혈관 벽의 구조적인 변화는 평가할 수 없는 단점이 있습니다. 따라서 통상적으로 사용하기 보다는 심초음파에서 큰 관상동맥류가 관찰되거나, 임상적으로 또는 심전도에서 심근 허혈이 의심되거나, 부하 심초음파에서 국소 벽 운동 이상이 보이거나, 그리고 심근 관류 SPECT에서 관류 결손이 보이는 경우 등에서 선별적으로 사용하는 것이 좋을 것입니다.

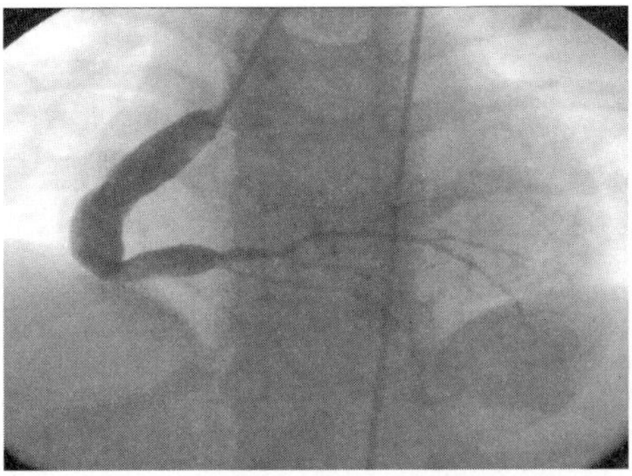

우관상동맥이 풍선처럼 늘어난 관상동맥류를 보임

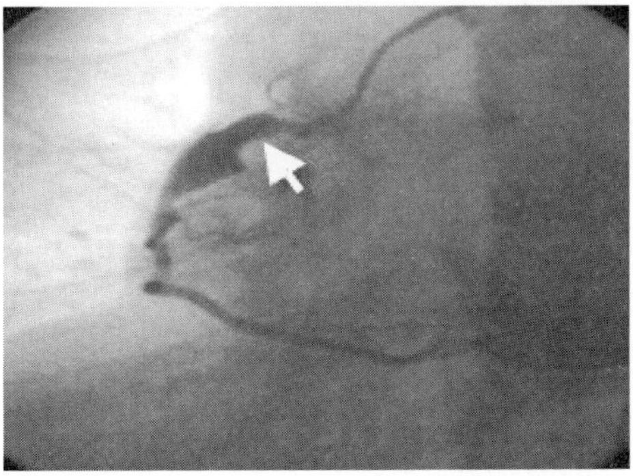

우관상동맥류 안에 혈전(화살표 부위)이 보임

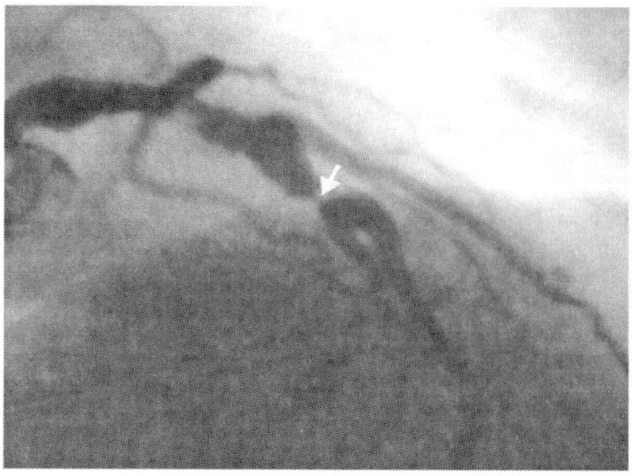

좌전하행관상동맥(화살표 부위)이 좁아져 거의 막혀 있음

4) 심장 핵의학 검사(심근 관류 스캔, 단일광자방출전산화단층촬영, SPECT)

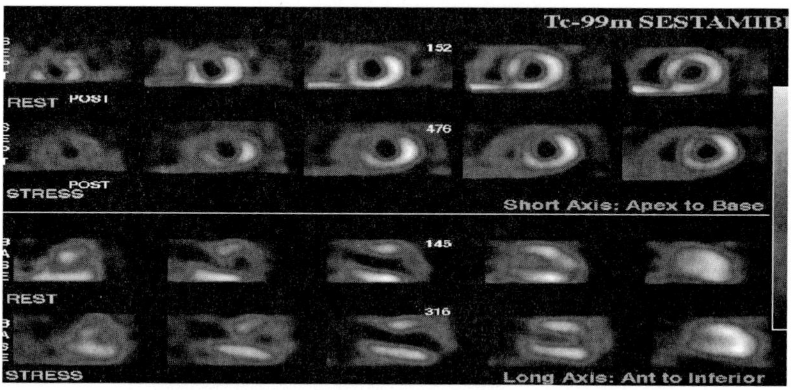

단일광자방출전산화단층촬영(SPECT, single photon emission computed tomography)은 심장근육의 혈액순환정도를 알아내는 검사로서 충분한 혈류가 흐르지 않는 허혈 부위의 심근의 위치를 찾아내는 검사법입니다. 환자에게 테크네슘이라는 방사성동위원소(TI-201,

Tc-99m sestaMIBI, Tc-99m tetrofosmin)를 주사하고 휴식기 촬영을 하고 3시간 후 쯤에 디피리다몰 등의 약물부하를 하거나 운동 부하 후 심근에 충분한 혈액이 공급되지 않는 관류 결손 부위를 관찰함으로써 허혈 부위를 진단합니다.

SPECT의 장점은 1) 연속적으로 검사를 함으로써 동맥류에서 협착 병변으로의 진행과정을 추적할 수 있고, 2) 심근 허혈의 정도를 평가할 수 있고, 미래의 심근 경색이나 심장사 등 주요한 심장 사건을 예측할 수 있는 독립적인 지표가 됩니다.

5) 혈관내초음파(Intravascular Ultrasound, IVUS)

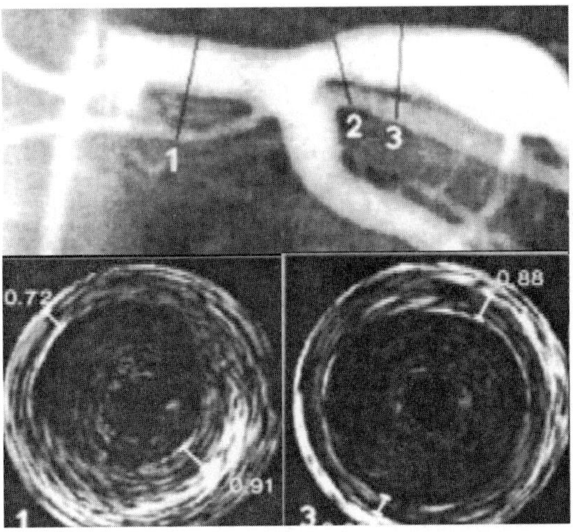

관상동맥 조영술은 혈관에 조영제라는 물질을 넣어 이미지를 보는 것이기 때문에 혈관 벽이 얼마나 두꺼워져 있는지는 알 수 없으며

이런 단점을 해결해 줄 수 있는 검사장비가 바로 혈관 내 초음파입니다. 혈관 내 초음파는 좁은 혈관 안으로 작은 초음파 기구를 삽입하여 혈관 벽을 관찰합니다. 혈관내초음파는 관상동맥의 절단면을 직접 볼 수 있어 조영술로는 확인할 수 없었던 혈관 벽의 서로 다른 층을 평가하고 진단할 수 있을 뿐만 아니라 혈관에 쌓여 있는 물질에 대한 단면 평가도 가능하게 해 줍니다. 이 검사는 아직까지는 진단 목적보다는 연구 목적으로 사용되고 있습니다.

가와사끼병에서 관상동맥 혈관 벽의 형태학적 연구는 혈관내초음파로 많은 진전을 이루었습니다. 일본의 연구자들은 가와사끼병 발병 7-15년 후에 회귀(원래 크기로 다시 복귀)된 동맥류에서 현저한 관상동맥 안쪽벽(내막)의 비후를 관찰하였고, 처음의 크기가 4 mm 이상인 동맥류의 크기가 감소하여 회귀하는 경우에서는 처음의 크기가 4 mm 보다 작은 동맥류가 회귀된 경우보다 더 현저한 내막 비후를 관찰하였습니다. 또한 회귀된 동맥류 뿐만 아니라 지속적인 동맥류에서도 내막 비후를 관찰하였고 동맥류에 인접해 있는 형태학적으로 정상인 관상동맥에서도 경한 내막 비후를 관찰하였습니다.

6) 다중검출기 전산화단층촬영 (Multidetector-row Computer Tomography, MDCT)

심장은 지속적으로 움직이는 장기여서 전산화단층촬영(CT, Computer Tomography)을 이용한 영상검사가 쉽지 않았습니다.

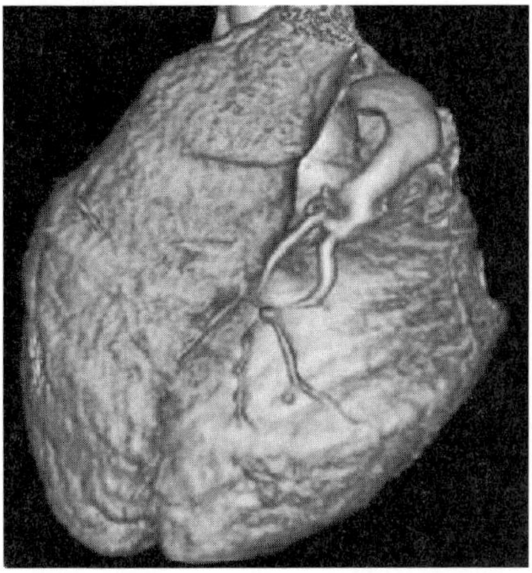

다중검출기 전산화단층촬영(MDCT, Multidetector-row Computer Tomography)가 도입된 후 비로소 심장, 특히 관상동맥에 대한 전산화단층촬영검사가 가능하게 되었습니다. 다중검출기 전산화단층촬영의 가장 중요한 기술적인 발전은 검사 속도가 획기적으로 빨라진 것과 3차원적인 공간해상도에서 고해상도가 실현됐다는 것입니다. 즉 심장을 짧은 시간 내에 촬영할 수 있고, 1mm 정도 작은 혈관까지 관찰할 수 있는 장점이 있습니다. 전산화단층촬영(CT) 기술은 1970년대 초 도입된 이후 해상도와 영상획득 속도에 있어 비약적 발전을 이룩하여 관상동맥의 병변을 통증이 없는 비침습적 방법으로 진단하려는 최근의 추세에 다중 검출기 전산화단층촬영(MDCT) 또는 다중단면 나선식 전산화단층촬영(MSCT, multislice spiral computed tomography)을 이용한 관상동맥 영상 진단이 임상적으로 가능하게 되었습니다. 가장 최근에 개발된 MDCT를 이용한 관상동맥 협착 진

단의 정확도는 성인에서 90% 이상으로 보고되고 있으나 소아에서는 아직도 여러 문제점들을 나타내고 있습니다. 이 검사법은 비침습적이고, 검사 시간이 약 5분으로 매우 짧으며, 두꺼워져 좁아져 있는 부위의 구성 성분을 감별하는데 도움이 되며 관상동맥 석회화를 정량화 할 수 있는 장점이 있으나, 부정맥이나 맥박이 빠른 빈맥이 있는 경우는 사용이 불가능하고, 소아에서는 맥박을 감소시키기 위해 베타차단제를 사용해야 하는 경우가 많으며, 움직임이나 호흡에 따라 영상이 제대로 보이지 않고 흐릿하면서 흔들린 듯한 음영이 생길 수 있으며 검사 결과가 정확히 나오지 않을 수 있습니다. 따라서 약 20초 정도 숨을 참아야 하며, 방사선에 노출되는 등의 단점이 있습니다. 앞으로 관상 동맥류를 가진 가와사끼병 환아들의 추적 관찰에서 전산화단층촬영 기술이 좀 더 발달하면 혈관 조영술을 대치할 날이 올 수 있지도 않을까 예상됩니다.

7) 자기공명영상혈관 조영술(MRI, MR Angiography)

MRI(Magnetic Resonance Imaging)도 가와사끼병에서 관상동맥 병변을 비침습적으로 진단하는데 사용 할 수 있는 방법입니다. CT와 비교하여 심기능 및 심근 관류의 평가가 가능하고, 방사선 피폭이 없으며, 숨을 쉬면서 검사를 할 수 있는 장점이 있는 반면, 근위부 협착의 진단은 정확하나 원위부 관상동맥의 진단은 어려우며, 검사 시간이 30분 이상으로 CT보다 길고, 심장 박동기, 코일 등의 금속이 몸안에 있는 경우에는 MRI의 절대적인 금기가 됩니다.

8) 경동맥 초음파

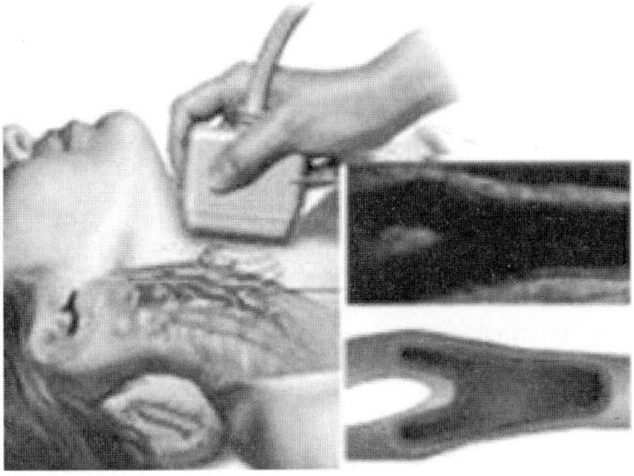

경동맥혈관 초음파를 시행하는 모습과 혈관 초음파영상

경동맥은 뇌로 가는 혈액의 80%가 통과하는 중요한 혈관입니다. 동맥경화증의 구조적 변화와 내피혈관 기능을 나타낼 수 있는 비침습적 검사가 몇 가지 있습니다. 경동맥초음파란 경동맥내 혈액의 흐름과 경동맥 내막-중막 두께(Intima-Media Thickness, IMT)를 측정하여 동맥의 좁아짐, 동맥경화증의 발생 유무를 확인 하는 검사입니다. 그 외 혈관내피의 신전도(늘어나는 정도) 반응을 관찰하여 기능을 평가하는 윗팔(상완) 동맥 도플러 초음파검사 (상완동맥 기능검사) 도 있습니다.

16 가와사끼병의 치료

1. 가와사끼병 치료의 역사

초기에 가와사끼 씨는 몇가지 항생제를 조합해서 사용했습니다. 클로람페니콜, 에리스로마이신, 테트라싸이클린 등 요사이에는 사용되지 않는 항생제 치료를 시행했으나 환자의 병의 경과에는 효과가 없는 것 같았습니다. 또한 스테로이드를 사용하기도 했는데 역시 효과를 평가하기는 어려웠습니다. 1979년 일본 소아심장의사였던 가토 씨가 중간 용량의 아스피린을 사용하면 발열 기간을 단축시킬 수 있다는 것을 보여 주었습니다. 이후 하와이의 류마티스 의사였던 마리안 멜쉬가 고용량의 아스피린이 도움이 된다는 것을 발견했습니다. 이후 면역글로불린을 사용한 이후에도 계속 고용량 아스피린 요법이 지속되고 있습니다. 면역글로불린은 인간의 혈장으로부터 추출된 항체가 많이 포함된 제재로 1981년 처음으로 혈소판이 감소되어 피부에 피반점(자반)이 생기는 혈소판감소성자반증에 성공적으로 사용되었다는 보고를 일본의사들이 의학잡지에서 보고 가와사끼병에 사용하면 도움이 되겠다고 생각한 후 켄시 후루쇼 씨가 1983년 면역글로불린을 많은 가와사끼병 환아에게 투여하여 효과가 있었다는 결과를 보고 하였습니다. 미국 보스턴 하버드대의 제인 번과 뉴버거는 면역글로불린이 일본인 가와사끼병 환자에게 효과가 있었다는 보고를 보고 미국 환아들에게 적용하여 다기관 연구를 시행하여 면역글로불린 투여 후 관상동맥병변을 20~25% 정도에서 3-5% 정도로 현저히 줄일 수 있다는 결과를 발표했고 1984년부터는 면역글로불린을 400mg/kg로 4일간 투여 했습니다. 1991년부터는 2000mg/kg 고용량 1일 요법이 열을 빨리 떨어 뜨려 주고 관상동맥병변도 더 줄여준다고 하여 면역글로불린 치료법이 바뀌었습니다.

2. 가와사끼병의 치료

가와사끼병 치료에는 주로 면역 글로불린과 아스피린이 사용됩니다. 급성기에 고용량 아스피린과 정맥주사용 면역글로불린을 투여하게 되는데, 48시간에서 72시간 동안 열이 완전히 떨어지면 아스피린을 저용량으로 낮추어서 발병 6~8주까지, 또는 관상동맥이 정상화될 때까지 투여해 줍니다.

면역글로불린은 감마글로불린 또는 아이비면역글로불린(IVIG, intravenous immunoglobulin)이라 불리기도 합니다. 면역글로불린은 우리 혈류를 순환하는 항체로 구성되어 있습니다. 항체는 면역계의 일부로 세균이나 바이러스 등과 같은 병원균이 침입 했을 때 이를 파괴시키는 역할을 합니다. 면역글로불린은 헌혈 혈액으로 만들어지므로 알려져 있지 않은 병원체에 의한 감염에 대해 100% 보장 할 수는 없으나 여러 세균과 바이러스에 대해 검사하고 깨끗하게 정제되므로 문제를 야기하지는 않는 것으로 알려져 있습니다. 면역글로불린의 작용기전은 아직 명확하지 않으나 아마도 항체가 염증반응을 일으키는 인체의 어떤 분자에 붙어 이를 억제하는 것이 아닌가 생각되고 있습니다. 가와사끼병 발병 후 10일 이내에 고용량(2g/kg, 10-12시간에 걸쳐 투여)의 면역글로불린과 아스피린을 투여하면 관상동맥질환 발생률이 치료하지 않은 경우 20-25%에서 5%미만으로 감소시켜 주는 것으로 알려져 있습니다. 면역글로불린은 아스피린만으로 치료 했을 때 보다 관상동맥질환 발생률을 낮춰 줄 뿐만 아니라 열도 빨리 떨어 뜨려 주고 염증도 빨리 정상화 시키는 작용을 하고 심장 기능도 호전시킨다고 알려져 있습니다.

가와사끼병 때 아스피린의 적절한 용량에 대해서는 잘 계획된 전향적 연구가 없는 형편입니다. 미국 심장 협회에서는 급성기 가와사끼병 때는 아스피린의 흡수가 저하되고 항염증 수준의 혈중 농도 유지가 어렵다는 점을 들어 급성기에는 고용량 (80-100mg/kg/day) 사용을 권장하고 있습니다. 그러나 간독성, 위장관 출혈, 위염 등의 아스피린 관련 합병증을 고려하여 일본 등에서는 중등도의 용량 (30-50 mg/kg/day)이 주로 사용되고 있습니다. 우리나라에서는 병원에 따라 중등도~고용량의 아스피린을 사용하고 있습니다. 이 같은 고용량 혹은 중등도 용량의 아스피린을 1일 3-4회 발열이 소실될 때까지 혹은 약 2주 정도 사용하며, 이후에는 저용량 (3-5mg/kg/day)으로 1일 1회 6-8주 가량 혹은 혈소판 수치가 정상으로 돌아올 때까지 사용합니다. 관상 동맥 이상이 있으면 저용량의 아스피린을 관상동맥 크기가 정상이 될 때까지 계속 사용해야 합니다. 가와사끼병으로 오랜 기간 동안 고용량 아스피린을 투여 받은 환아에서 간염증 수치(AST/ALT, 이전에는 GOT/GPT라 했음)가 간혹 올라갈 수 있으며 극히 드물게 라이 증후군(뇌압이 올라가고 간에 장애가 생겨 갑자기 심한 구토를 하며 혼수상태에 빠져 생명이 위험한 병)이 보고된 경우도 있으나, 수두나 독감을 앓고 있을 때 관계있을 수 있다고 알려져 있습니다. 저용량 아스피린 요법과 라이 증후군의 위험 관련성은 아직 명확하게 밝혀지지 않았습니다. 아스피린과 함께 사용되는 면역글로불린은 급성기, 즉 첫 발병으로부터 약 10일 이내에 투여하게 됩니다. 가능하다면 7일 이내에 고용량(2g /kg을) 10 ~ 12시간에 걸쳐 서서히 정맥 내 주사하는 것으로, 관상동맥 병변의 발생이 감소한다고 알려져 있습니다. 최근에는 가와사끼병의 조기 진단과 면역 글로불린 사용으로 인하여 관상 동맥 이상의 발생이 현저히 감소하였다. 미국의 뉴버거 등은 면역글로불린을 400 mg/kg/day로 4일간 사용할 때에 비해 2 g/kg를 단일 용량으로 한번에 주입할 때 열이 빨리 떨어지고 입원 기간이 짧아지며, 단기적으로 관상 동맥 이상을 줄이지만 관상 동맥 이상 정도는 발병 7주 후에는 차이가 없었다고 보고하였습니다. 다만 심부전이 동반된 영아에서는 이 같은 고용량 면역글로불린의 단기간 주입을 견디지 못하는 경우가 있으므로 분할하여 주는 편이 좋을 수도 있습니다.

면역글로불린 사용이 늦어지면 이러한 합병증 감소 효과가 적어지므로 가와사끼병이 진단되면 곧 사용하도록 합니다. 하지만 발열 3-4일 이내에 너무 일찍 면역 글로불린을 사용하면 열이 다시 나서 재치료율이 높은 것 같다는 보고들이 있습니다. 하지만 면역글로불린을 조기에 치료하여 열이 떨어지지 않고 치료에 실패하더라도 면역 글로불린을 일찍 재투여하면 관상동맥병변의 발생률은 증가되지 않기 때문에 진단이 확실시되는 경우라면 발열 5일 이내라고 하여 면역글로불린 사용을 주저할 필요는 없다고 생각됩니다. 발열부터 10일 이후에 내원한 경우에는 염증 소견이 가라앉았으면 면역 글로불린을 써도 이미 발생한 관상 동맥 이상에 별 효과가 없다고 알려져 있으나, 열이 계속되거나 급성기 염증 수치들이 올라가 있을 때, 지속적인 관상 동맥 확장이 있을 때에는 발열 시작부터 시간이 오래 지났더라도 면역글로불린 사용이 권장됩니다.

면역글로불린의 효과를 알기 이전에는 스테로이드가 사용되었습니다. 스테로이드는 한때 초기 치료시 오히려 관상동맥 합병증을 증가 시킨다는 보고로 인하여 부적응으로 간주되었으나, 최근에는 발열 기간이 더 짧아지고 입원기간을 단축할 수 있는 등 효과를 입증하는 보고들이 있어서 고려해 볼만한 약제로 다시 주목받고 있습니다. 그러나 아직도 관상동맥질환을 악화 시킬 수도 있다는 의견들도 있어 사용 시 주의를 요할 수도 있습니다.

간혹 면역글로불린 치료에도 열이 떨어지지 않는 경우에는 면역글로불린을 다시 주사 하거나 다른 약제를 사용해야 할 경우도 있습니다. 이처럼 통상적인 치료에 반응하지 않는 경우를 불응성 가와사끼병이라고 하며 이처럼 두 차례에 걸친 면역글로불린 등의 치료에도 열이 내려가지 않으면 관상동맥 합병증의 위험이 커집니다. 불응성 가와사끼병에 대해서는 다음 장에서 자세히 설명하겠습니다.

급성기에 심근염이 유발되면 위험해지기도 하지만, 급성기를 지나서 심장에 피를 공급하여 주는 관상동맥에 혈관염이 와서 혈관벽이 얇아지고, 꽈리 같은 모양으로 관상동맥이 커지게 되면 이를 관상동맥류라 합니다. 이 시기에는 혈소판이 증가되어 피가 응고할 가능성이 높으므로 커진 관상동맥 안에 혈전이 생길 수도 있습니다. 혈관크기가 대개 2.5㎜이내이면 정상이며, 4㎜까지 커지면 별 문제없이 회복되는 경우가 대부분이지만, 8㎜이상으로 커지면 회복되기 어렵습니다. 치료는 관상동맥 병변이 정상이 될 때까지 아스피린을 복용하게 하고, 경우에 따라 다른 항응고제를 투여하기도 합니다. 거대관상동맥류가 있으면 와파린과 저용량 아스피린을 투여하면서 혈전을 예방해야 합니다. 그러나 혈전에 의해 급성으로 관상동맥 폐색이 생기면 풍선으로 좁아져 있는 혈관을 넓혀주는 관상동맥 성형술이나 동맥을 넓히기 위해 금속망(스텐트)을 삽입하기도 합니다. 심한 경우 관상동맥우회수술을 실시하는 경우도 있습니다.

17 불응성 가와사끼병

가와사끼병은 빨리 열을 내려 관상동맥 합병증이 안 생기게 하는 것이 치료의 제일 큰 관건입니다. 면역글로불린이라는 주사약과 아스피린을 진단 직후 적어도 10일 이내에는 투여해야 합니다. 대체로 일주일 안에 면역글로불린을 주사하면 85~90%는 하루 이틀 뒤 회복됩니다. 그러나 나머지 10~15%는 치료로도 열이 내려가지 않습니다. 어떤 환자가 면역글로불린 치료에 잘 반응하지 않고 관상동맥 합병증이 잘 생기는지에 대해 오래전부터 연구를 해 왔는데 일본의 하라다 씨가 가와사끼병 500례를 분석하여 1)백혈구수>12,000/mm^3, 2)혈소판수<35,000/mm^3, 3)CRP>3+, 4)헤마토크릿<35%, 5)혈청 알부민 <3.4mg/dL, 6)12개월 이하 7)남아 등 7개 인자 중 4개 이상 해당 될 때 관상동맥류가 잘 생길 수 있다고 발표 했는데 이후 임상에서 예측인자로 참고 하고는 있으나 절대적인 기준은 아닙니다. 면역글로불린 일차 투여 후 열이 떨어지지 않는 환자에게 (면역글로불린 저항성 가와사끼병이라고도 불리는데) 다시 한 번 면역글로불린을 주사해도 1/3 가까이 (전체 가와사끼병 환아의 3~4% 정도)에서는 열이 떨어지지 않고 병세가 호전되지 않습니다. 이런 경우를 통상적인 치료에 반응하지 않는 불응성 환자라고 하며 이 같은 불응성은 면역 반응

의 개인적 차이에 기인한 것으로 추정하고 있습니다. 이처럼 두 차례에 걸친 면역글로불린 등의 치료에도 열이 내려가지 않으면 심장 합병증의 위험이 커집니다.

이런 불응성 가와사끼병 환자에게 고용량 메틸프레드니졸론(스테로이드) 주사요법이 종종 사용되며 이 외에도 다양한 약물 요법에 관한 연구가 진행 중입니다. 면역억제재인 싸이클로포스파마이드, 메토트렉세이트, 싸이클로스포린, 울리니스타틴 등을 사용한 보고가 있으며 일본에서는 교환수혈 등이 시행된 보고도 있습니다. 최근에는 TNF-알파 차단제인 인플릭시맵이 효과가 좋다는 연구결과들이 보고되고 있습니다. 인플릭시맵은 원래 심한 염증성 대장질환에 사용되던 약물이었으나 최근 가와사끼병에도 효과가 입증되고 있습니다. 저자도 2008년 4월 대만에서 열린 제9회 세계 가와사끼병 심포지엄에서 "INFLIXIMAB TREATMENT FOR REFRACTORY KAWASAKI DISEASE IN KOREAN CHILDREN (한국인 불응성 가와사끼병 환아에서 인플릭시맵 치료)"라는 제목으로 한국에서의 경험을 발표했습니다. 2번 이상 면역글로불린을 사용하고 이후 스테로이드 요법을 시행했는데도 열이 떨어지지 않은 불응성 가와사끼병 환아에게 인플릭시맵을 사용한 결과 총 15명 중 12명에서 다음날 열이 떨어지고 관상동맥 합병증도 더 진행하지 않았고 약물 부작용도 거의 없었습니다. 약제의 좋은 효과에도 불구하고 비용이 많이 들고 아직 장기적인 약물 부작용에 대한 결과가 나오지 않았기 때문에 제한적으로 사용되고 있습니다. 인플릭시맵 치료에 대한 연구가 진행 중이므로 앞으로 좋은 결과가 나오리라 생각됩니다.

* 아스피린 이야기

아스피린은 버드나무 껍질에서 추출한 살리실산을 가공한 약으로 오래전부터 버드나무 껍질 추출 엑기스는 진통, 해열제로서 이용되고 있었다고 합니다. 맛이 쓰고, 먹으면 구역질이 나는 단점이 있었기 때문에 화학자 펠릭스 호프만은 살리신산과 아세트산(식초)을 섞어 개선한 약을 만들어 1899년 바이엘 회사에서 발매되어 판매되기 시작하였습니다. 이후 아스피린은 해열, 진통, 소염작용을 하는 가정용 상비약에서부터 심장병, 뇌졸중 예방약까지 100여년 이상 사용되어 지고 있습니다.

런던의 약학 교수인 존베인은 아스피린이 프로스타글란딘의 합성을 저해함으로서 진통효과, 해열효과, 항염증효과를 가진다는 것을 발견하여 이 연구로 노벨 의학상을 수상했습니다. 아스피린이 혈소판이 서로 달라붙어 혈액이 엉겨 붙어 피딱지(혈전)가 생기는 과정도 억제한다고 알려지면서 1978년 캐나다 연구팀에의해 아스피린의 뇌졸중 예방 효과도 증명되었습니다. 아스피린은 뇌졸중 위험률 및 이로 인한 사망의 위험을 상당히 감소시킬 수 있다는 것이 밝혀졌습니다. 2000년에 아스피린이 뇌졸중이나 심장보호에 효과가 있다고 미국 식품의약국 (FDA)의 승인을 받았습니다.

아스피린은 탄생 된지 100년 이상 지나면서 진통, 해열, 소염제로부터 심장병, 뇌졸중 예방약, 최근에는 일부 암 예방에까지 그 영역이 넓어지고 있습니다. 가와사끼병, 류마티스열, 관절염과 같은 특수

질환을 앓는 소아에게는 아직도 아스피린이 사용되고 있으나 소아에서 해열, 진통 작용을 위해서는 아세트아미노펜이나 이부프로펜 등이 사용되고 있습니다. 관절염 약물치료에 사용되는 약물에는 증상을 개선시키기 위한 염증을 가라앉히는 소염진통제와 부신피질 스테로이드제, 그리고 여러 종류의 면역억제제 등이 포함됩니다. 소염진통제는 과거에는 아스피린만을 고집하여 사용하여 왔으나 현재는 아스피린보다 우수한 소염진통제가 많이 나와 있어 최근에는 여러 가지 소염진통제를 사용하고 있습니다. 근래에 와서 새로운 혈소판억제제가 많이 개발되고 있는데 클로피도그렐이나 티클로피딘과 같은 경구 약제가 많이 개발되어 아스피린과 함께 쓰기도 합니다만 아직은 소아에서 사용 경험이 많지는 않은 실정입니다.

아스피린이 진통 및 해열작용으로 사용될 때는 혈소판 억제작용 즉 혈액응고방지 목적으로 사용될 때보다 용량이 많습니다. 좋은 약인데도 불구하고 부작용도 있을 수 있습니다. 이전에는 아스피린이 소아에 많이 사용되었으나 인플루엔자나 수두 같은 바이러스성 질환 때에 어린이에게 아스피린을 쓰면, 비록 드물지만 '라이증후군'을 유발할 가능성이 있다고 하여 요즈음은 잘 사용하지 않습니다. 특히 인플루엔자가 유행하고 있을 때는 아스피린 사용을 삼가는 것이 안전합니다. '라이증후군'이라는 병은 구토가 일어나면서 간이나 뇌의 변화를 일으키며 의식의 장애를 가져오는 중한 병으로 사망률이 높으나 매우 드뭅니다. 그러나 더 흔한 부작용은 위장장애 및 위장출혈입니다. 그러므로 궤양이 있거나 출혈을 동반하는 위장질환이 있는 경우 주의해야 하겠습니다. 가와사끼병의 급성기 이후에는 소량의 아스피린을 사용하기 때문에 부작용이 훨씬 적으며 안전합니다.

* 면역(감마)글로불린 이야기

「감마 글로불린」은, 「면역 글로불린」이라고도 불리우며 면역 항체로서의 역할을 담당하고 있습니다. 체내에 침입한 세균 등의 항원은, 혈액중이나 림프액 조직에 분포하는 B세포로 불리는 임파구를 자극하고, 자극된 B세포는 형질 세포라는 것으로 형태를 바꾸어 항원에 대응하는 항체를 세포내에서 생성해 세포 밖으로 방출합니다. 이 항체가 감마글로불린입니다. 감마글로불린은 혈장 중에 용해되어 있고, 특이적으로 항원과 결합해 침입해 온 항원의 처리를 합니다.

사람의 경우, 이 감마글로불린에는, IgG, IgM, IgA, IgD, IgE의 다섯 종류의 분자형이 있으며 IgG는 세균·바이러스·독소와 결합해, 항체 반응의 중심이 되고 있습니다. 아울러 IgE는 알레르기 반응(아토피성 피부염, 꽃가루 알레르기, 음식 알레르기, 약제 알레르기 등)을 일으키는 항체입니다. 알레르기 질환을 가진 사람은 IgE라고 하는 항체가 많다고 합니다.

감마글로불린은 처음에는 근육주사제로 등장한 제재로 홍역이나 A형간염 등의 질병의 예방에 주로 사용되었으나 1970년대부터는 정맥주사제가 개발되어 가와사끼병 뿐만 아니라 특발성 혈소판 감소성 자반증 또는 중증 감염증, 길리안바레 증후군 등에도 사용되고 있습니다. 특정 질환에 대한 수동면역을 필요로 하는 환자와 선천성 면역글로불린 결핍증 환자에게도 사용됩니다. 또한 특정질병에 대한 항체가를 대량 함유한 고면역글로불린이 속속 개발되면서 B형간염 면역글로불린, 파상풍면역글로불린 등이 사용 중에 있습니다.

혈액은 혈구를 중심으로 한 세포성분과 혈장이라는 액체성분으로 나눌 수 있는데 이러한 혈장으로부터 유래한 의약품은 알부민, 면역글로불린제재, 혈액응고제재 등으로 나누어 볼 수 있습니다. 면역글로불린은 한냉알콜분획법을 이용하여 혈장으로부터 감마글로불린 성분을 분리 농축하여 제조한 혈장분획제제로 생산공정관리 및 품질관리를 강화하고 바이러스에 대한 제거 및 불활화 공정이 포함된 제조공정으로 생산되어 바이러스 전파의 위험성은 거의 없습니다. 함유량의 90% 이상이 IgG이며 미량의 IgA 및 IgM이 포함되어 있습니다. 근육주사용 제재는 주사부위의 통증, 주입량 제한 및 효과적 혈중치 도달 지연 등 단점들이 있습니다. 정맥주사용 제재는 이런 단점이 없고 한 병에 대개 0.5-10 g의 단백이 함유되어 있는데 병에 단백함량이 표기되어 있습니다.

감마글로불린 제제는 두통, 피로감, 현기증, 발열, 오한, 홍조 및 오심 등을 일으킬 수 있습니다. 과민반응 및 아나필락시성 반응(호흡곤란, 저혈압으로 인한 쇼크 등, 알레르기 물질에 접촉할 때 급격히 일어나는 심각한 과민성 반응으로 때로는 치명적일 수 있음)도 유발할 수 있습니다. 근육주사용 제제를 정맥주사하면 저혈압 및 아나필락시성 반응이 유발될 수 있으므로 주의하여야 합니다.

18 관상동맥류 약물치료 및 추적법

1) 일시적 관상동맥 확장 또는 관상 동맥류

최소한 이상 소견이 없어질 때까지 저용량 아스피린(3-5 mg/kg/day)을 투여해야 합니다. 관상 동맥류가 소실되어도 기능적으로 완전히 정상은 아니므로 매 1-2년마다 심초음파 검사를 실시하고 발병 3-5년 뒤 최소한 한번은 운동 부하 검사를 받도록 해야 합니다. 부하 검사에서 이상이 없으면 운동을 제한할 필요는 없으며, 심전도나 부하 검사에서 이상을 보이면 혈관 조영술을 시행합니다.

2) 지속되는 경도 또는 중등도 크기의 관상 동맥류

저용량 아스피린을 계속 투약하며 매년 심초음파 검사를 실시합니다. 매 1-2년마다 부하 검사를 하고 협착이 의심되면 혈관 조영술을 실시합니다.

3) 거대 관상 동맥류

저용량 아스피린을 단독 또는 디피리다몰(퍼산틴Ⓡ 3-4 mg/kg/day 3회 분할)이나 클로피도그렐(플라빅스Ⓡ 75 mg/day)과 병용하여 지속적으로 투여하기도 합니다. 디피리다몰은 오래전부터 사용되어져 왔던 혈소판 억제제이며 클로피도그렐은 최근에 개발된 혈소판 억제제로 성인에서는 불안정성협심증이나 급성심근경색 등이 있는 환자들에게 아스피린과 함께 투여하면 심혈관계 합병증 및 사망의 위험성을 현저히 줄이는 효과가 있다고 알려져 있으나 소아에서는 아직 경험이 많지는 않습니다.

관상동맥 혈전증의 위험 때문에 와파린(쿠마딘Ⓡ)을 이용한 항응고요법이 필요한 경우가 있으며 INR은 2.0-2.5정도로 유지시킵니다. 와파린은 영아나 임산부에서는 저분자질량 헤파린으로 대체하는 경우도 있습니다. 부하 검사를 포함한 심장에 대한 조사가 매 6개월에서 1년 간격으로 필요하며, 급성기 후 혈관 조영술을 실시하고, 증상이 있거나 부하 검사에서 허혈의 소견이 있으면 재시행해야 됩니다.

4) 관상동맥 폐쇄

관상동맥이 폐쇄되었거나 허혈의 징후가 있으면 즉각적인 치료가 필요합니다. 거대관상동맥류 내에 혈전이 생기는 경우 유로키나제나 스트렙토키나제, t-PA(tissue type plasminogen activator), 헤파린 등을 정맥으로 투여하거나 경우에 따라 관상동맥 내에 투여하여 혈전이 용해 될 수 있으며 소아에 사용되어 다양한 성공률을 나타냈습니다. 도관을 이용한 관상동맥성형술이나 관상동맥우회술 또는 심장 이식 등의 다양한 방법이 이용될 수도 있습니다.

5) 심근 경색

가와사끼병의 가장 흔한 사망 원인이며, 주로 첫 1년 이내에 발생합니다. 쇼크, 구토, 복통과 흉통 등이 주된 증상이며, 급성 혈전증으로 진단되면, 즉각적인 혈전 용해 요법이 시도되어야 합니다.

관상동맥류가 발생하면 혈전이 생겨 관상동맥이 막히는 것을 예방하는 것이 중요합니다. 관상동맥이 늘어난 부위에 혈류가 느려지고 협착이 생기게 됩니다. 급성기와 아급성기에 혈소판이 증가하게 되면 혈전을 잘 생기게 합니다. 관상동맥병변이 정상으로 될 때까지 항혈소판 치료가 추천됩니다. 거대관상동맥류가 있을 때는 항혈소판 치료 이외에 항응고요법이 추천됩니다.

* 항응고제 (와파린) 이야기

항응고제로 와파린(쿠마딘)을 복용합니다. 항응고제란 정상적으로 피가 응고하는 시간을 지연시키는 약물로서 동맥이나 정맥 혹은 심장 안에 혈액의 피딱지가 남아있을 가능성을 줄여 줄 뿐만 아니라 판막치환수술을 받은 경우에는 응고를 방지하기 위하여 투여됩니다.

응고작용은 혈액의 정상적인 특성이지만 때로 이 응고작용은 어떤 내과적인 문제를 가지거나 판막질환, 판막치환 수술을 받은 사람에게는 판막에서 조그마한 혈액응고 덩어리를 형성하게 하여 문제가 생길 수 있습니다. 혈전증, 부정맥, 판막 수술환자, 허혈성 뇌혈관장애, 가와사끼병에서 거대동맥류가 생겼거나 관상동맥 협착이 있을 때, 관상동맥질환에 수반되는 혈전, 색전의 예방과 치료에 항응고요법이 실시될 수 있습니다.

① 와파린(쿠마딘®)이란 약은 하루 1번 복용하는데 약의 용량을 정하기 위해서 매월 내원시 혈액응고 검사가 필요하며 그 결과에 따라 당일 의사가 와파린의 용량을 결정하고 약을 처방하게 됩니다. 전날 깜박 잊고 약을 복용하지 않았더라도 한 번에 두 배의 용량을 복용해서는 절대 안 됩니다. 정기적 혈액검사로 프로트롬빈시간(Prothrombin time, PT), INR(International Normalized Ratio) 시간 측정을 해야 합니다. 프로트롬빈 시간은 의사에게 혈액이 응고하는데 걸리는 시간이 얼마인지 알려주어 투여되는 와

파린의 약의 용량을 결정합니다. 프로트롬빈시간의 상호 비교가 가능하도록 세계보건기구(WHO)에서 표준화작업을 하여 프로트롬빈시간을 INR로 표시하여 경구항응고제 복용환자의 모니터링에 사용하게 되었습니다. 가와사끼병 관상동맥 합병증 환자의 경우 INR은 2-2.5 정도를 유지하는 것이 권장되고 있습니다. 병원에 입원 해 있을 때 이 검사는 매일 시행하며 퇴원 후에도 처음에는 1주일에 한번 정도 프로트롬빈 시간과 INR을 측정하나 그 후에는 한 달에 한번 정도 시행합니다.

② 와파린을 복용하는 동안 다른 약물을 복용해야 할 때에는 의사와 사전에 상의해야 하며 의사에 의해 처방된 약물만 복용 해야 합니다. 아스피린과 같은 약물은 항응고제와 같이 투여하면 출혈이 일어날 수 있기 때문입니다. 비타민K 같은 약물을 포함하여 시중에서 쉽게 구할 수 있는 진통제 종류의 약은 와파린의 효과에 영향을 주어 응고작용을 촉진시키거나 억제 할 수 있습니다.

③ 출혈 증상을 관찰해야 하며 출혈의 위험이 있으므로 신체 접촉이 심한 과격한 운동은 삼가는 것이 좋습니다. 지혈이 잘 되지 않는 경우나 검은 색의 대변, 붉은 소변, 비출혈(코피), 심한 멍, 원인을 알 수 없는 부종, 심한 두통이나 복통, 커피찌꺼기 같은 피가 섞여 있는 구토 등이 있으며 의사와 상의해야 합니다.

④ 치과 치료(발치포함)나 수술 등 침습적인 치료나 시술을 받아야 한다면 담당의사에게 미리 알려 항응고제는 일시적으로 끊어야 합니다. 대개 1주일 전부터 약을 중단 하도록 합니다.

⑤ 비타민 K는 일반적으로 푸른 잎 채소와 식물성 기름 등에 포함되어 있는데 와파린 복용시 비타민 K가 많이 함유된 식품을 섭취하면 항응고제의 효력을 감소시킬 수 있습니다.

* 비타민 K가 많이 함유된 음식 : 양배추, 브로콜리, 시금치, 쑥, 냉이, 부추, 오이껍질, 콩 종류(완두콩, 두부, 콩기름), 마요네즈, 샐러드유, 녹차, 간, 계란 노른자 등
* 비타민 K가 적게 함유된 음식 : 당근, 토마토, 가지, 양파, 호박, 껍질 벗긴 오이, 버섯, 사과, 키위, 바나나, 포도, 메론, 쇠고기, 닭고기, 돼지고기, 밀가루, 우유, 치즈 등

19 관상동맥협착의 중재술

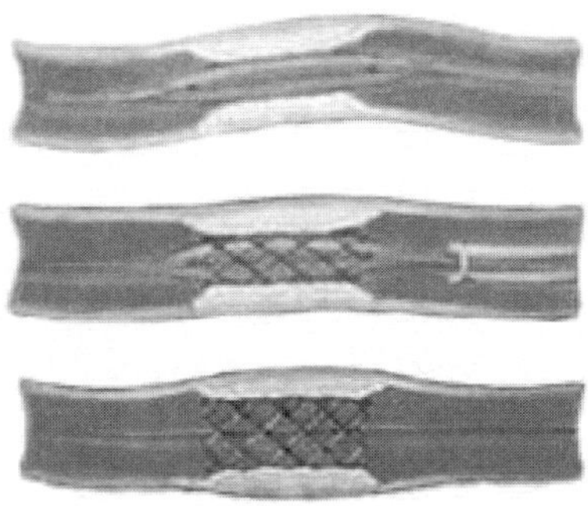

경피적관상동맥 풍선성형술 및 스텐트 삽입술

소아에서는 중요한 관상 동맥이 막힐 때 측부 혈관이 잘 발달되고 관상 동맥의 재개통(다시 열림)도 잘 나타나므로 심각한 협착이 있어도 증상이 없는 경우가 많습니다. 그러나 이러한 측부 혈관이 심근경색을 막지는 못하므로 심각한 협착이나 폐쇄에 대해서는 적절한 치료가 필요합니다.

가와사끼병의 후유증으로 발생한 관상 동맥 협착 때도 일반적인 성인의 관상 동맥 협착 때와 마찬가지로 경피적 관상 동맥 성형술 (percutaneous transluminal coronary angioplasty, PTCA), 경피적 관상 동맥 회전 소작술 (percutaneous transluminal coronary rotational ablation, PTCRA), 스텐트 삽입술 등과 같은 도관을 이용한 중재적 치료를 이용합니다.

경피적 관상 동맥 성형술은 넓적다리나 손목의 동맥을 통해 가늘고 부드러운 도관을 집어넣어 관상동맥에까지 도달하게 한 후 풍선을 펼쳐 좁아져 있는 혈관을 넓혀 주는 시술입니다. 보다 어린 나이, 질병 초기에 시행할 때 더 효과적이며 질병 시작 6-8년 이내에 시도하도록 권유됩니다.

가와사끼병에 동반된 관상 동맥 이상은 일반적인 성인의 허혈성 심질환 때에 비해 관상 동맥 벽의 칼슘 침착이 많고 협착이 계속 진행하는 양상을 보이며 내경이 정상처럼 보이는 경우도 실제로는 혈관 내벽의 비후가 있어서 풍선 관상 동맥 성형술 효과가 떨어집니다. 혈관 벽의 석회화로 인해 풍선 관상 동맥 성형술 효과가 떨어질 때는 기구가 빠른 속도로 회전하면서 비후되어 있는 벽을 분쇄하는 시술인 경피적 관상 동맥 회전 소작술이 도움이 될 수 있으나 시술을 위해 큰 동맥을 통한 접근이 필요하므로 소아에서 사용이 제한될 수도 있습니다.

경피적 관상 동맥 성형술 후에도 협착이 남아 있거나 다시 줄어드는 경우에는 스텐트를 넣으면 도움이 될 수 있으며 중재적 시술 후 관상동맥 박리가 발생한 경우에도 스텐트 삽입을 고려 할 수 있으며 상대적으로 긴 협착에도 효과적입니다. 중재적 심도자술 후에는 새로운 관상 동맥류가 생기거나 심지어는 급성기 합병증으로 사망하는 수도 있으므로 축적된 경험과 조심스러운 접근이 필요합니다.

성인에서의 관상동맥 질환은 다양한 경우에 대한 치료 지침들이 잘 정립되어 있으나 가와사끼병으로 인한 관상동맥 문제에 대해서는 자연 경과가 잘 정리되어 있지 않고 제한된 치료 경험으로 인하여 치료 방침이 잘 정립되어 있지도 않습니다. 또한 소아에서는 가와사끼병으로 인하여 중요한 관상동맥이 막히더라도 측부 혈관이 잘 발달되고 관상동맥의 재개통도 잘 나타나므로 심각한 협착이 있어도 증상이 없는 경우가 많습니다.

그러나 이러한 측부 혈관이 심근 경색을 다 막지는 못하고 가와사끼병으로 인한 소아의 심근 경색 때는 사망률이 무려 20% 정도로 보고되고 있어서 심각한 협착이나 폐쇄에 대해서는 적절한 치료가 필요합니다. 더욱이 가와사끼병 후에는 관상동맥 협착에 심한 석회화가 동반되는 경우가 많아서 성인에서의 관상동맥 치료 방침을 그대로 소아에 적용하는 데는 문제가 있습니다. 일본에서는 2001년 성인의 치료 지침과 다기관 연구를 바탕으로 가와사끼병에서의 관상동맥 문제에 대한 중재적 치료 지침을 제시한 바 있습니다. 이 연구에서는 환자의 상태 및 관상동맥 병변 정도에 따라 두 종류로 치료 대상이 제시되었습니다.

먼저 환자의 상태를 기준으로 1) 심근 허혈에 따른 증상이 있을 때, 2) 심근 허혈의 증상은 없더라도 부하 검사에서 심근 허혈의 소견을 보일 때 및 3) 부하 검사에서 심근 허혈의 소견이 없더라도 좌전 하행 관상동맥에 75% 이상의 협착이 있을 때 중재적 시술을 고려하며 병변을 기준으로는 75% 이상의 심한 협착이면서, 국소적이고, 긴 병변이 아니며, 병변이 관상동맥이 대동맥에서 나오는 기시부가 아닐 때 중재적 치료를 권장하였습니다. 최근에는 이 같은 비수술적 치료가 보다 적극적으로 시도되고 있으나 아직까지도 치료 대상에 대한 기준이 정립되어 있지는 않고 논쟁의 여지가 있습니다. 대부분의 소아 심장 전문의는 관상동맥 시술에 대한 경험이 적으므로 심장내과 전문의사의 도움을 받아서 시술하는 경우가 많습니다.

20 관상동맥 우회수술(CABG)

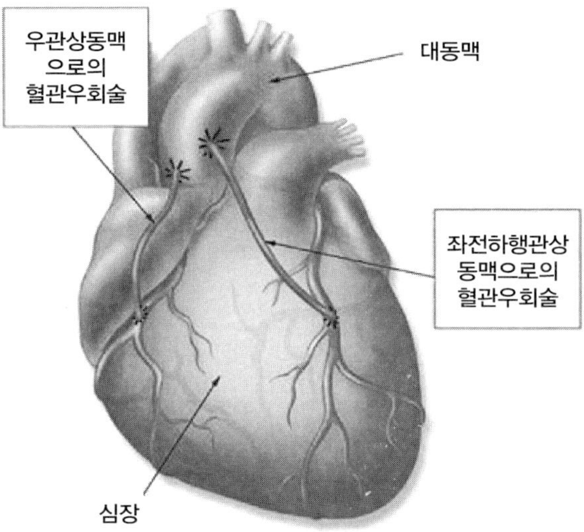

관상동맥우회술(coronary artery bypass graft, CABG)은 환자 자신의 신체에서 얻은 정맥이나 동맥을 대동맥으로부터 관상동맥으로 연결 해 줌으로써 좁아진 관상동맥 부위를 우회하여 새로운 통로를 만들어 심장에 혈액을 공급 해 주는 수술적 치료법입니다. 가와사끼병 환자에서 복재(두렁)정맥 이식술(saphenous vein graft)을 이용한 관상 동맥 우회술이 1975년 처음 시도되었으나 소아에서의 기술적

인 어려움과 수술 후 잘 막힘으로 인하여 널리 이용되지는 못하였습니다. 그러나 1983년부터는 내유동맥(internal thoracic artery) 이식술을 이용한 관상 동맥 우회술이 시행되면서 정맥을 이용한 경우보다 높은 내경 유지율을 보이고, 이러한 동맥 이식 조직은 소아에서 성장과 더불어 커간다고 보고되면서 보다 적극적으로 시행되고 있습니다.

관상 동맥 우회술 때 심한 판막 폐쇄 부전이 있으면 같이 수술하기도 합니다. 이미 심기능 저하가 심하다면 심장 이식도 고려할 수 있습니다.

관상 동맥 이상을 합병증으로 가진 가와사끼병 환자에서 일차적인 치료로 중재적 심도자술을 고려할 수 있습니다. 특히 조기에 심도자술을 시행하여 심한 협착이 있는 경우에는 가능하면 경피적 풍선 관상동맥 성형술을 시도하고 관상 동맥에 석회화가 있거나 경피적 풍선 관상동맥 성형술에 반응하지 않으면 경피적 관상동맥 회전 소작술이나 스텐트 삽입술을 고려합니다. 이러한 방법이 어렵거나 다른 문제가 동반되어 있을 때는 동맥이식술을 이용한 관상 동맥 우회술을 할 수 있습니다.

일반적으로 수술의 대상으로 첫째, 증상이 있는 환자로 큰 관상동맥류와 의미 있는 관상동맥 협착(>50% 협착)에 해당하는 관상동맥의 병변이 있는 경우, 둘째, 증상이 없는 환자로 비침습적인 검사에서 심근 허혈이 유도되거나 관상동맥 조영술에서 의미 있는 관상동맥 협착이 진행된 경우입니다. 소아가 6-7세 이상이 되면 운동 부하검사가 가능하며 그 이하인 경우에는 약물부하검사를 통하여 심근 허혈을 유도할 수 있습니다. 현재까지 가와사끼병으로 인한 관상동맥 우회술에 대한 가장 많은 보고는 일본 전국 조사 결과입니다. 이 보고에서 244명을 대상으로 한 결과를 보면 평균 13세에 관상동맥 우회술을 시행했습니다. 이들 환자군에서 관상동맥 폐쇄가 가장 호발 했던 부위는 좌전하행동맥(52%)이었으며 그 다음으로 우관상동맥(30%) 순이었습니다. 관상동맥우회수술은 내흉(내유)동맥(internal thoracic artery) 70%, 복재(두렁)정맥(saphenous vein) 20%, 위대망동맥(right gastroepiploic artery) 7% 순으로 이용되었습니다. 특히 소아에서는 관상동맥의 절대적인 크기가 작기 때문에 고도의 외과적인 기술이 요구되며 결과에 큰 영향을 미치게 됩니다. 내유동맥은 소아 가와사끼병 환자에게 1983년 이래 광범위하게 사용되었고 장기가 막히지 않고 열려 있는 개통율이 복재정맥보다 좋은 것으로 보고되면서 소아에서 우선적으로 선택되는 혈관입니다. 특히 7세 이하의 소아에서는 복재정맥과 비교해서 현저한 좋은 개통율을 보이고 있습니다. 동맥을 이용한 조직편이 성장 잠재력이 더 좋고 오랫동안 개통율이 높아 정맥 조직편보다 더 선호되고 있습니다.

21 심장이식

심장이식수술은 병적인 심장을 건강한 심장과 바꿔 주는 장기이식의 하나로 기술적으로 보면 그다지 어려운 것은 아닙니다. 하지만 잘 시행되고 있지 않는 이유는 윤리나 종교상의 문제뿐만 아니라 의학적으로 해결해야 할 문제가 있기 때문입니다. 첫째, 어디에서 이식할 심장을 구하느냐 하는 문제이며 둘째는, 이식 후의 면역학상의 문제 즉 거부반응을 어떻게 억제하여 이식된 심장을 살리느냐 하는 점입니다. 우리나라에서는 뇌사한 경우 심장을 떼어줄 공여자를 구하기가 쉽지 않고 수술비용이 많이 들며 수술 후 이식거부반응, 감염 등이 문제가 될 수 있으며 면역억제제를 계속 투여해야 하는 등 여러 가지 문제점들이 있습니다. 도관을 이용한 중재적 시술이나 관상동맥우회술에도 불구하고 호전되지 않는 경우와 너무 심하고 불가역적인 허혈이 있는 경우에 시행 할 수 있겠습니다.

22 가와사끼병의 근거중심 치료 요약

최근 여러 분야에서 근거중심의학 (Evidence-based medicine, EBM)에 기초한 진단과 치료의 가이드라인이 속속 발표 되고 있습니다. 근거중심의학은 과학적 방법을 임상 의학에 적용하는데 기초한 의학의 한 추세로 환자의 치료를 결정하는데 있어서 현재로서 최상의 증거를 이용해 명백하고 적절한 판단을 하게 해줍니다. 이에 저자는 가와사끼병의 근거중심 치료에 대하여 뉴버거 등의 보고를 중심으로 참고하여 기술하였습니다.

가이드라인 추천의 기초가 되는 증거의 A수준은 가장 높은 수준으로 다양한 무작위 대조군 임상 시험이 이루어진 경우이고 B수준은 중간 정도의 수준으로 제한된 수의 무작위 임상 연구가 이루어진 경우이고 C수준은 가장 낮은 수준으로 주로 전문가들의 일치된 의견에 의존한 경우로 정의 하였습니다. 물론 실제 임상에서 근거중심의학의 치료 방법만으로 치료가 이뤄지는 것은 아닙니다. 때로는 환자의 여건, 삶의 질, 환자와 가족과의 관계 등이 이러한 치료를 결정하는데 변수로 작용할 수 있기 때문입니다. 또한 근거중심의학에 의한 치료가 항상 실제로 최상의 선택이 아닐 수도 있습니다.

▷초기치료

Evidence A.

- 급성기에 IVIG 2g/kg 단일요법을 아스피린과 함께 발병 10일 이내, 가능하면 7일 이내에 시작해야한다

Evidence B

- 관상동맥 이상이 있는 경우 아스피린은 지속 투약한다.
- 이부프로펜은 아스피린에 의한 항혈소판 작용을 반대 길항하기 때문에 같이 사용 하는 것을 피해야 한다

Evidence C

- 급성기에 아스피린은 30~50mg/kg/일 (일본, 영국), 80~100mg/kg/일 (미국) 3~4회 투여한다. 열이 떨어진 후 48~72시간 후 14일 혹은 염증지표가 정상으로 돌아오면 저용량 (3~5mg/kg/일)으로 줄인다. 그 후 관상동맥 이상 변화가 없으면 발병으로부터 6~8주 정도 유지한다.
- 다른 이유로 설명되지 않는 지속적인 발열이 있거나 관상동맥류나 지속적 염증 소견(CRP, ESR 증가 등)이 있으면 10일 이후라도 IVIG를 투여한다.
- IVIG 단일요법과 IVIG과 메틸프레드니솔론 병합요법을 비교한 결과, 관상동맥병변 발생률은 차이가 없었으나 병합요법이 해열 및 항염증에 효과적이었다. 현재 가와사끼병의 초기치료에서 스테로이드의 유용성은 확립되어 있지 않다.

▷ 초기치료에 반응하지 않는 환아의 치료

Evidence C

- 초기 IVIG 치료 후 열이 내리지 않을 경우(첫 IVIG 투여 후 발열이 36시간(48-72시간) 이상 지속되거나 재발하는 경우 대부분 2g/kg의 IVIG를 재투여한다.
- 현재까지는 두번 이상의 IVIG 투여에도 효과가 없는 경우에만 스테로이드를 사용하는 것이 추천되고 있다.
- abciximab은 거대 관상동맥류에서 혈전성 합병증을 예방했다. 그외 cyclophosphamide, MTX를 시도했다는 보고도 있으며 최근에는 infliximab이 열이 신속히 떨어지고 일부에서는 관상동맥 병변의 호전을 보인 예도 있다.
- 안정적인 경도에서 중등도의 관상동맥 질환이 있을 경우 저용량 아스피린이 적절하며 정도가 심해질수록 dipyridamole, clopidogrel 등과 같은 항혈소판제재를 처방 할 수 있다.
- 관상동맥류가 급속히 커질 때 혈전의 위험성이 특히 높아지므로 아스피린과 헤파린을 같이 사용하는 것이 추천된다.
- 저용량 아스피린과 INR(국제표준단위)을 2.0~2.5로 유지할 정도의 와파린을 사용한다. 하지만 아직 확실한 데이터는 없다.
- Streptokinase나 urokinase, 조직 plasminogen activator (tPA) 등이 관상동맥혈전증이 있는 소아에 사용되어 다양한 성공률을 나타냈다.
- 혈전용해제 용량을 줄이고 abciximab을 병합 투여하면 혈류를 최대 용량으로 회복시키고 재폐쇄나 재심근경색률을 낮춘다.

23 가와사끼병의 간호 및 관리

가와사끼병은 5세미만이 대부분으로 환아 뿐만 아니라 지켜보는 가족분들도 매우 괴로우며 아직도 원인이 밝혀져 있지 않은 병이라 더 불안하고 괴롭습니다. 특히 심장 관상동맥에 후유증이 남을 가능성이 있다는 설명을 들으면 가족들이 받는 충격은 헤아릴 수 없습니다.

그러므로 가와사끼병의 간호는 환아 본인 뿐만이 아니라 가족도 돌봐야 한다고 합니다. 가와사끼병 급성기에는 발열, 탈수, 식욕부진 등이 문제가 될 수 있습니다. 대량의 감마글로불린 주사 치료를 맞기 위해서 혈관을 찔러 정맥을 통한 수액라인 확보가 필요하며 여러 임상 검사를 위해 피를 많이 뽑아야 하는데 환아에게는 아픈 처치가 됩니다. 이러한 처치의 괴로움을 경감시키도록 간호가 필요합니다. 또한 이러한 처치를 지켜보는 가족에 대해 이해하고 불안을 해소해 주는 노력이 간호하는데 필요합니다. 가와사끼병에 걸린 환아 중 특히 열이 떨어지지 않고 지속 된다던지 다른 합병증이 있어 입원기간이 길어지는 경우 더 문제가 되게 됩니다.

가와사끼병을 앓는 소아는 신체뿐만 아니라 사회심리학적인 면을 포함한 여러 생활이나 환경에 변화를 가져 올 수 있습니다. 가와사끼병은 적절한 치료에 의해 후유증이 남지 않고 치료될 가능성이 높은 병입니다. 또한 소아의 병 중에서는 비교적 일상생활에 제한이 적은 병입니다.

병에 의한 소아의 스트레스로서는 다음과 같은 것들을 들 수 있다고 합니다. ① 신체적 고통·불쾌: 가장 중요한 스트레스 인자이며 불안의 근원이라고 말할 수 있습니다. ② 신체 기능의 장해에 의한 일상생활의 제한: 아이에게 있어서 불가결한 놀이나 학습 등의 활동, 친구와의 교류도 제한되는 경우가 있습니다. ③ 신체의 외관이나 기능의 변화에 의한 자기개념 즉 신체상의 왜곡: 소아기는 신체, 정서, 인지, 사회성의 발달에 뿐만 아니라 자기개념 즉 신체상의 발달에도 중요한 시기입니다. 또 5세까지의 기간은 자아가 싹트거나 감정이나 정신면에서의 발달에 중요한 시기이며 아이의 의사를 존중하는 것이 매우 중요합니다. 병이나 사고에 의해 신체상의 부조화나 왜곡이 일어날 수 있습니다. ④ 치료 조치에 의한 아픔과 공포 ⑤ 치료상의 제한과 조절의 상실: 치료에 필요한 경우 식사, 운동 등 일상생활이 제한됩니다. 이것은 영양상태나 신체 발육에의 영향을 미칩니다. ⑥ 친한 사람, 물건, 생활로부터의 이별과 환경의 변화: 환경에의 적응은 아이에게 있어서 스트레스가 됩니다. 친한 사람과의 적당한 커뮤니케이션이나 아이가 소중히 하고 있는 것을 가까이에 두어 주는 것이 중요합니다. ⑦ 주위 사람의 반응이나 예의 범절의 변화: 부모도 자책하는 마음이나 죄악감으로부터, 아이가 과보호가 되기 쉬우며 병에 따라서는 주위 사람 등에게 특별 취급, 차별을 받기도 합니다.

그것이 스트레스가 되어 유아나 아이의 기분을 해쳐 울면서 발버둥 치거나 하는 것이 심기능에 부담을 주기도 합니다.

자택 요양시 위생 관리로는 ① 양치질을 하는 습관으로 구강내의 청결을 유지합니다. ② 외출시는 인파 많은 곳은 가능한 한 피합니다. ③ 귀가 후에는 손을 씻는 습관을 붙이는 것이 좋습니다. ④ 예방 접종은 주치의와의 상담한 후로 결정하는 것이 바람직합니다.

24 가와사끼병 환자의 장기 추적 연구 결과

1. 일본의 연구

가토 등의 장기 경과 연구 결과를 다음에 기술하였습니다. 1973년부터 1983까지 가와사끼병으로 진단된 환자는 총 594명이었고 이들 중 추적 가능했던 환아를 10-21년(평균 13.6년) 추적 조사한 연구 결과입니다.

1) 급성기 동안 정상 관상동맥을 가진 환자의 장기 경과

10년 이상 장기 추적이 가능 했던 258명에서 심장 증상이나, 검사에 이상이 없었고 정상 소견을 보였습니다. 급성기 동안 정상 심초음파 및 심혈관 촬영 소견을 보인 환아는 소아기 동안 관상동맥 질환에 이환될 가능성이 없는 것으로 알려져 있습니다. 일과성 관상동맥 확장을 보인 군에서도 정상 소견 군과 같은 결과를 보였지만 성인에서 조기 동맥경화 발현에 대해서는 더 연구가 필요합니다.

2) 관상 동맥류의 퇴축

가와사끼병의 급성기 동안 146명(24.6%)에서 관상동맥류 진단을 받았습니다. 발병 10일 전후에 약 46.5%에서 일과성 관상동맥 확장을 일으키고 3-5주에 상당수에서 정상 내경으로 퇴축(수축하여 줄어듦)이 일어나 결국 약 20%에서 관상 동맥류가 남고, 직경 8 mm 이상의 거대 관상 동맥류는 약 5%에서 발생하였습니다. 첫 혈관 촬영 6-18개월에 시행한 두 번째 혈관 촬영에서는 55%에서 동맥류 퇴축을 보였으며 45%는 관상동맥 폐쇄나 협착 또는 지속적 관상 동맥류의 소견을 보였습니다. 관상동맥 병변이 있는 환자들은 돌연사나 심근 경색, 심부전 등의 증상이 있었으며, 가와사끼병의 약 4%에서 허혈성 심질환이 발생하였고 심근 경색은 1.9%, 사망은 0.8 %에서 발생하였습니다. 관상 동맥류의 퇴축은 대부분 발병 첫 2년 내에 일어나고, 폐쇄성 병변의 진행은 2년 내에 발생하여 수년간 점차 진행하는 양상을 보였습니다.

3) 거대 관상 동맥류

거대 관상 동맥류는 26례 중 12례에서 협착으로 진행되었고 퇴축을 보인 예는 없었습니다. 또 이 12 례 중 8례에서 심근경색이 생겼고 8명 중 4명이 사망했습니다. 이러한 소견으로 거대 관상 동맥류는 허혈성 심질환의 강력한 원인으로 여겨집니다. 거대 관상 동맥류 환아에서 소용량의 아스피린과 디피리다몰을 사용하지만 혈전의 형성을 예방하지는 못했습니다. 최근 고용량의 감마글로불린을 가와사끼병 치료에 사용하여 관상 동맥류와 심혈관 합병증을 감소시켰지만, 이 환자들의 장기 추적 경과는 아직 밝혀지지 않았습니다.

2. 한국의 연구

1986년부터 2003년까지 한국가와사끼병 연구회에서 전국 병원에 설문지를 배포하여 응답한 병원 중 해당 환자가 있었던 31개병원에서 수집된 자료와 2004년부터 2007년까지 가와사끼병을 앓은 환자를 통합하여 6mm이상의 관상동맥류를 가진 환자에 대해 고려대 안산병원 소아청소년과 장기영교수가 시행한 연구 결과는 다음과 같습니다. 대상환아는 총 239명이었고 6-8mm 관상동맥류 90례, 8mm 이상 거대 관상동맥류 149례 였습니다. 관상동맥조영술을 시행한 총 173명 중 동맥류의 위치는 우관상동맥 117례, 좌전하행관상동맥 88례, 좌주관상동맥 43례, 좌회선관상동맥 26례로 우관상동맥에서 동맥류가 가장 많이 관찰되었습니다.

이 환아들의 급성기 중 평균발열 기간은 10.95일(2-30일)이었습니다. 대상 환아들의 대부분에서 관상동맥류가 지속되었으나 소수의 환자들 9명(4%)에서는 관상동맥류가 정상 크기(3mm이하)로 회복되었습니다. 관상동맥류가 회복되었던 환자들의 관상동맥류 크기는 6-12mm(중앙값: 7.5mm)이었으며 발병 후 회복되기까지 경과기간은 2개월에서 5.6년(중앙값:2.3년)이었습니다. 이와는 반대로 관상동맥류가 지속되면서 협착을 일으킨 환자들은 78명(33%)이었습니다. 협착을 일으킨 관상동맥류의 크기는 6-20mm(중앙값:9mm)이었으며 발병 후 관상동맥 협착이 발견될 때 까지의 경과 기간은 1개월에서 17.2년(중앙값:2년)이었습니다. 중재적 심도자술은 총 21명에서 시행되었으며 1차 시술 당시 연령은 3.9세에서 13세(중앙값:7.7세)였으며 시술 방법으로는 경피적 풍선 관상동맥성형술을 시행했던 경우가 10례, 스텐트를 삽입한 경우가 8례, 경피적 관상 동맥 회전 소작술을 시행한 경우가 3례였습니다. 관상동맥우회술은 총 14명에서 시행되었습니다. 수술시 나이는 6개월에서 22세(중앙값:8.1세)였습니다.

13명(5.4%)의 환자에서 심근 경색 소견이 발견되었습니다. 급성기 발열 기간은 5일에서 19일(중앙값:10일)이었습니다. 관상동맥류의 크기는 6-21mm(중앙값:9.8mm)이었고 발병 후 심근 경색이 발견 되기 까지의 경과기간은 3개월에서 16.2년(중앙값:3.3년)이었습니다.

발병 후 추적 기간 중 6mm이상의 관상동맥류를 가진 총 239명 환아 중 5명(2.1%)의 환자가 사망하였습니다.

25 가와사끼병 환자에서의 혈전 형성과 심근경색

관상 동맥류는 혈전 형성의 일차적 장소가 되고, 이것이 진행하면 불규칙한 관상동맥 내벽, 관상동맥 폐쇄 등을 일으키게 됩니다. 이러한 협착이나 폐쇄, 불규칙한 동맥 내벽은 허혈성 심질환을 일으키는 위험 인자입니다. 따라서 혈전 형성을 막는 것이 치료에서 아주 중요합니다.

1. 심근 허혈의 진단

가와사끼병의 유병률과 사망률은 관상동맥 병변의 정도에 의존합니다. 심초음파는 관상 동맥류를 확인하는 것은 유용하지만 협착의 정도를 조사하는 것은 부적절합니다. 심전도 역시 심근 허혈을 발견하는데 부적절합니다. 심혈관 촬영은 관상동맥 병변을 정확히 측정할 수 있지만 침습적 방법으로 반복 사용하기에 어려움이 있습니다.

운동부하 검사는 심근 허혈을 발견할 수 있고 쉽게 반복할 수 있지만 심한 관동맥 협착이 있는 환자에서도 민감도가 낮고 어린 아이에서는 시행하기 어렵습니다. 심근 허혈을 증명하는데 약물 부하(디피리다몰)를 이용한 SPECT가 정확한 방법이며, 특히 운동부하 검사를 할 수 없는 소아에서 유용합니다.

2. 심근 경색

가와사끼병의 주요 사망 원인은 관상 동맥류 내 혈전 형성에 의한 폐쇄로 발생한 심근 경색입니다. 가토 등의 보고에 의하면 가와사끼병이 발병한 594명의 환자를 추적한 결과 발병 후 10-21년 뒤에 관상동맥의 협착이 발생한 경우는 28명(4.7%)이었습니다. 심근 경색은 11명(1.9%)에서 발생하였으며 이 중 5명(0.8%)이 사망하였습니다. 거대 관상 동맥류가 발생했던 26명의 환자 중 12명에서 관상동맥 협착이 발생하였으며 이 협착은 호전되지 않았습니다. 관상 동맥류의 직경이 8 mm 이상으로 큰 거대관상동맥류의 경우 협착으로 진행될 가능성이 높으며 가토씨 등의 연구에 의하면 협착이 발생한 환자의 50%는 발병 후 2년 내에 진행되지만 경우에 따라서 발병 후 협착이 진행되기 까지 17년이 걸린 환자도 있었습니다. 일부 환자에서는 수술하지 않은 상태에서 첫 증상으로 심한 심근 경색이 나타나거나 급사하는 경우도 있었습니다. 따라서 일부이기는 하나 수술이 필요한 환자가 있으며 국제적으로 이에 대한 명확한 기준과 이에 대한 합의는 아직 없는 상태입니다. 소아에서는 심근 경색의 증상이 상복부 통증과 같이 비전형적인 경우가 흔하기 때문에 판단하기 어려운

점이 있기 때문에 검사를 통한 객관적인 평가가 요구됩니다. 가와사끼병은 소아에서 심근 경색의 가장 중요한 원인입니다. 가토 등이 일본 전국의 75개 병원에서 수집된 195명의 심근 경색환아에 대한 연구결과 가와사끼병의 1.5%에서 심근경색이 발생하였습니다. 물론 20여 년 전의 연구 결과이고 현재는 발생 빈도가 낮지만 참고로 다음에 기술했습니다. 심근 경색은 보통 발병 1년 이내에 일어났으며, 27.2%는 1년 이후에 일어났습니다. 63%는 수면 중이나 휴식 중에 발생하였습니다. 심근 경색의 주 증상은 쇼크, 불안, 구토, 복통, 흉통 등이었으며 무증상의 심근 경색도 37%에서 있었습니다. 첫 번째 심근 경색에서 22%가 사망하였고, 생존자의 16%에서 두 번째 심근 경색이 발생하였습니다. 두 번째 심근경색의 62.5%가 사망하였으며, 세 번째 발생에서는 83%가 사망하였습니다. 전체 생존자의 43%는 문제가 없었지만 나머지는 승모판막 역류, 좌심실 수축기능 감소, 좌심실내 동맥류화 등 심기능 부전이 있었습니다. 사망 환자의 대부분은 2-3개 혈관의 폐쇄가 있었고 특히 좌주관상동맥의 병변이 있었습니다. 생존자 중에는 좌주관상동맥의 협착은 없었고, 한 개의 혈관인 경우 특히 오른쪽 주관상동맥의 병변이 많았습니다.

26 가와사끼병 환자의 추적 검사 및 치료 방침

1. 가와사끼병의 장기 추적 관찰

관상동맥의 이상이 없는 위험도가 낮은 어린이의 경우 혹은 경도의 관상동맥의 확장이 일시적으로 있다가 완전히 정상 크기로 회복된 경우 2-3개월 정도 아스피린 복용한 후 중단하고 정상적인 육체적 활동을 할 수 있습니다. 이 어린이들에 대한 침습적인 검사는 추천되지 않으나 3-5년 정도의 간격으로 동맥경화증의 위험성에 대해 상담 하는 것이 필요 할 수도 있습니다.

관상동맥류가 있는 고위험군의 경우 육체적 활동은 2개월 이후에 특히 11세 이후의 경우 운동부하검사나 동위원소검사 결과에 따라 추적관찰방법이 결정되어야 합니다. 심한 접촉성 스포츠는 피해야 합니다. 관상동맥류가 있는 경우는 매년, 거대동맥류가 있는 경우는 1년에 2번씩 심전도, 심초음파, 운동부하검사나 동위원소검사나 관상동맥조영술을 시행해야 합니다. 관상동맥류가 있었던 경우 관상동맥내피의 반응도가 떨어지고 혈관벽의 딱딱함이 증가되고 혈액에서 지방의 변화가 발견됩니다.

가토씨 등의 연구에 의하면 많은 경우에서 관상 동맥류가 발생한 뒤에 추적관찰에서 호전되는 것으로 관찰되지만 관상동맥내 초음파 검사에서 관상 동맥류가 있었던 부위의 내피 세포가 두꺼워진 것이 관찰되고 경우에 따라서는 석회화가 관찰되어 초기의 동맥경화증에서 볼 수 있는 병변에 흡사한 소견을 보입니다. 또한 호전되었지만 동맥류가 있었던 병변 부위의 관상동맥은 관상동맥 확장제에 대한 반응이 낮고 경직되어 혈류의 증가에 대한 반응이 나타나지 않습니다. 따라서 가와사끼 혈관염을 앓은 경우 비록 동맥류는 없어지더라도 장기적으로 관상동맥 질환의 위험인자로 작용될 수 있으며 동맥경화로 진행될 수 있습니다. 이런 환자군에서 주의 깊은 추적이 요구되고 흡연, 비만, 고혈압, 고지혈증등과 같은 동맥경화증의 위험인자를 피하기 위한 교육도 필요하다고 사료됩니다. 성인에서 발생하는 관상 동맥류의 원인을 보면 대부분은 동맥경화증에 의한 것이며, 그 외 선천성, 그리고 가와사끼병의 후유증으로 보고하고 있습니다. 그리고 국내 및 외국 문헌에서 가와사끼병을 앓은 성인에서의 관상동맥우회술을 보고하고 있습니다. 따라서 가와사끼병을 앓은 환자의 경우 성인이 된 후에도 지속적인 추적과 관찰이 요구됩니다.

2. 관상 동맥 이상 환자의 추적 검사 및 치료 방침

1994년 미국 심장 협회는 관상 동맥 이상 정도에 따른 가와사끼병 환자의 장기 치료에 관한 기준을 제시하였습니다. 비침습적 검사를 중심으로 환자를 추적 관찰하고 필요에 따라 혈관 조영술을 시행하도록 권유하고 있습니다.

대표적인 비침습적 검사인 심초음파는 심장의 기능을 평가하고 판막 이상을 보는데 매우 유용합니다. 또한 관상 동맥이 대동맥에서 나오는 근위부의 모양과 크기를 잘 볼 수 있으나 혈관 내 혈전을 보기는 쉽지 않고 협착을 보기는 매우 어렵습니다. 심근 허혈을 보다 잘 보기 위해 약물 부하 심초음파 검사를 하거나 심근관류스캔(SPECT) 등을 시행하기도 합니다. 관상 동맥 조영술은 관상 동맥 내경을 정확히 볼 수 있고 최근에는 이러한 변화를 조기에 확인하여 풍선 관상 동맥 성형술 등의 비수술적 치료를 동시에 시행할 수 있다는 장점이 있습니다.

미국심장협회에서는 항혈소판제와 항응고제에 의한 치료, 운동정도, 추적관리 평가, 심질환의 평가방법에 관한 권고를 위험에 따라 5개 위험레벨로 분류하고 있습니다.

위험레벨 Ⅰ은 어떤 질병시기에서나 심초음파상에서 관상동맥에 변화가 없는 환아에 해당합니다. 이 경우 운동제한은 하지 않고 5년에 한 번씩 심혈관위험성에대한 평가를 위해 상담을 요합니다.

위험레벨 Ⅱ는 발병 후 6~8주간 이내에 소실하는 일과성 관상동맥 확장을 가진 환아에 해당합니다. 이 경우 발병 후 6~8주 이후부터는 운동제한은 하지 않고 3-5년에 한 번씩 심혈관위험성에대한 평가를 위해 상담을 요합니다.

위험레벨 Ⅲ은 심초음파나 혈관조영에서 1개 이상의 관상동맥에 고립성(단독성)으로 소형~중형(3mm초과 6mm미만, 또는 Z스코어가 3~7)의 관상동맥류를 가진 환아를 가리킵니다.

위험레벨 III인 환아는 적어도 동맥류가 없어질 때까지 아스피린 저용량(3-5mg/kg)으로 장기 항혈소판요법을 계속해야 합니다. 검사는 일 년에 한 번씩 심전도, 심초음파검사와 2년에 한 번씩 운동부하검사나 심근관류스캔을 시행합니다. 심근허혈이 의심되는 경우 관상동맥조영술을 실시합니다. 만10세까지의 경우 운동제한은 하지 않고 11세 이상의 경우 운동부하검사나 심근관류스캔의 결과에 따라 운동 활동 강도를 정합니다. 항혈소판이나 항응고제재를 복용하고 있는 경우 출혈경향이 있을 수 있기 때문에 격렬한 스포츠(충돌을 동반하는 운동이나 충격 강도가 높은 운동)는 피합니다.

위험레벨 Ⅳ는 거대동맥류를 포함한 대형(6mm이상) 관상동맥류를 1개 또는 이보다 많은 환아와 어떤 관상동맥의 여러 부위에(복합형) 동맥류는 있지만 폐색된 경우가 없는 환아를 가리킵니다. 환아는 적어도 동맥류가 없어질 때까지 아스피린과 와파린(목표 INR 2.0-2.5) 또는 저분자 헤파린으로 장기 요법을 계속해야 합니다. 항혈소판이나 항응고제재를 복용하고 있는 경우 출혈경향이 있을 수 있기 때문에 격렬한 스포츠는 피합니다. 운동부하검사나 심근관류스캔의 결과에 따라 운동 활동 강도를 정합니다. 매년 한 번씩 운동부하검사나 심근관류스캔을 시행합니다. 2년에 한 번씩 심전도, 심초음파검사를 시행합니다. 발병 후 6-12개월 혹은 필요시 좀 더 빨리 관상동맥조영술을 시행합니다. 이후 심근허혈이 의심되는 경우 반복 관상동맥조영술이 필요합니다.

위험레벨 V는 혈관조영상 관상동맥 폐색이 확인된 환아를 가리킵니다. 환아는 아스피린과 와파린 또는 헤파린으로 장기 요법을 계속해야 합니다. 항혈소판이나 항응고제재를 복용하고 있는 경우 출혈경향이 있을 수 있기 때문에 격렬한 스포츠는 피합니다. 운동부하검사나 심근관류스캔의 결과에 따라 운동 활동 강도를 정합니다. 심근산소소비량을 줄이기 위해 베타차단제의 사용을 고려합니다. 매년 한 번씩 운동부하검사나 심근관류스캔을 시행합니다. 2년에 한 번씩 심전도, 심초음파검사를 시행합니다. 관상동맥조영술을 시행하여 중재적시술을 시행 할지 수술을 요할지 등을 결정합니다.

27 성인 심장에서의 문제점

가와사끼병은 1967년 가와사끼 씨에 의해 처음 보고 된 이래 40여 년이 경과하면서 많은 소아 환자들이 성인으로 성장하였으며, 이들에서 급성기 동안의 관상동맥 혈관염과 합병증은 성인의 심장병과도 관련이 있습니다. 첫째로, 가와사끼병 환아들의 관상동맥 협착성 병변은 젊은 성인에서 허혈성 심질환의 중요한 원인이 됩니다. 따라서 내과 의사들은 40세 이하의 환자에서 허혈성 심질환이 있을 때 가와사끼병의 병력에 관심을 가져야 합니다. 둘째로, 가와사끼병의 혈관염은 성인에서 조기 동맥경화로 발전할 수 있다는 연구들이 있습니다. 가와사끼병은 근원적으로 소아에서 후천성 심장병의 원인이 되지만, 관상동맥의 합병증은 성인 심장병으로 발전할 수 있기 때문에 장기적 추적 관찰이 중요합니다.

28 가와사끼병과 동맥경화증

1. 관상동맥의 기능적 이상 및 조기 동맥경화의 위험성

가와사끼병은 관상동맥의 구조적인 병변 이외에도 기능적 이상을 유발합니다. 정상적인 혈관으로 보이더라도 기능적으로는 내피 세포의 기능 장애, 즉 내피 세포 의존성 혈관 확장의 장애와 평활근 기능 장애가 있을 수 있습니다. 늘어났다가 회귀된 관상동맥에서 보이는 내막 비후의 구조와 이러한 내피 세포의 기능 장애는 동맥경화와 비슷합니다. 따라서 정상으로 보이는 관상동맥이라도 조기 동맥경화의 위험성이 있으므로 장기 추적 관찰이 필요하리라 생각됩니다.

2. 동맥경화증

동맥은 고무관처럼 탄력이 있어 심장으로부터 산소와 영양소가 들어 있는 혈액을 전신으로 보내주는 역할을 합니다. 동맥경화증은 콜레스테롤과 섬유조직이 동맥내벽에 침착되고 염증을 일으켜 혈관벽이 좁아지고 병적으로 딱딱 해 지는 것을 말합니다. 가와사끼병을 앓은 어린이들을 대상으로 조사 해 본 결과 관상동맥류가 있었던 경우에는 조기에 동맥경화증이 잘 올 수 있다는 보고들이 있으며 정상 관상동맥 직경을 보였던 환아들에서는 괜찮았다는 보고와 그렇지 않았다는 보고들이 있습니다. 그러므로 많은 환자를 대상으로 한 연구결과가 나올 때 까지는 가와사끼병을 앓았던 모든 환아들은 동맥경화증이 올 수 있는 위험 인자들로 알려진 흡연, 비만, 운동부족 등을 피하고 고혈압, 고지혈증, 당뇨병 등이 동반되는 것을 예방 하는 것이 좋겠습니다.

* 심장혈관질환(동맥경화증, 협심증, 심근경색) 이야기

식생활의 서구화 및 평균수명의 연장 등으로 심장혈관질환의 발생이 현저히 증가하고 있다. 가와사끼병을 앓은 소아뿐만 아니라 일반인들에게도 이에 대한 지식과 정보가 필요하며 적절한 예방과 치료에 도움이 되었으면 하는 마음에 심장혈관질환 중 동맥경화증, 협심증, 심근경색에 대해 간단히 요약해 보았습니다.

1. 동맥경화증

동맥경화증이란 혈관 안에 기름덩어리가 쌓이면서 염증이 발생하여 동맥 혈관이 딱딱 해지며 좁아지는 현상입니다. 동맥경화증은 오랜 시간에 걸쳐 서서히 진행되는 것으로 알려져 있으며 모든 혈관에 문제가 될 수가 있으나 주로 심장, 뇌로 가는 혈관에 문제가 되어 관상동맥이 좁아지거나 막히면 협심증, 심근경색 등이 올 수 있고 뇌혈관이 좁아지거나 막히면 흔히 말하는 중풍(뇌졸중)이 올 수 있습니다. 다리로 가는 혈관에 생기면 걸을 때 다리가 아프거나 저린 증세가 나타날 수 있습니다. 동맥경화증의 원인은 다양한데 나이가 들어감에 따라 노화 과정으로 생기거나 유전적 소인 등이 관계 될 수 있는데 흡연, 고혈압, 고지혈증, 당뇨, 비만, 운동 부족, 스트레스 등이 위험 인자로서 알려져 있습니다.

흡연을 하면 콜레스테롤과 중성지방질 등이 걸러지지 않고 세포 내에 축적되고 축적된 지방이 죽같이 되어 혈관에 엉겨 붙으며 교감신경 흥분제인 카테콜아민이 증가되어 혈관벽 손상 부위에 혈소판이 엉겨 붙게 되어 혈관 속을 좁게 만드는 죽상(동맥) 경화를 일으키게 하고 니코틴은 교감신경을 자극하여 혈관을 갑작스럽게 수축시켜 혈류의 정상적인 흐름을 방해한다고 합니다. 최근 청소년들의 흡연이 증가하여 문제가 되고 있는데 담배는 심장혈관질환 뿐만 아니라 각종 암 등 여러 질병을 일으키는 만병의 시초입니다. 청소년 흡연의 예방과 금연 교육 대책 등이 시급하다 하겠습니다.

콜레스테롤은 우리 몸에 해롭기만 하다고 생각하지만 사실은 우리 몸 세포막의 주성분이고 각종 호르몬 합성에도 없어서는 안 될 중요한 성분입니다. 그러므로 지나친 콜레스테롤은 문제를 일으키지만 적당량은 필요합니다. 콜레스테롤은 음식물 중에서도 동물성 지방, 계란, 치즈 등에 주로 포함되어 있는데 인체는 그 대부분을 섭취하는 음식물로부터 형성합니다. 그러므로 콜레스테롤을 많이 섭취하는 경우에 주로 혈중 콜레스테롤이 높게 되며 일부의 경우 가족적으로 유전적으로 콜레스테롤을 잘 제거하지 못하는 경우도 있습니다. 지방은 크게 포화지방과 불포화지방으로 나뉩니다. 포화지방은 혈관을 좁게 하는 나쁜 콜레스테롤(LDL) 수치를 높이며 불포화지방은 혈관을 청소하는 좋은 콜레스테롤(HDL) 수치를 높입니다. 불포화지방은 몸에 좋다고 알려져 있는데 참기름, 옥수수기름, 등 푸른 생선(고등어, 참치, 연어) 등에 포함되어 있습니다. 포화지방은 동물성 기름에 포함되어 있습니다. 불포화지방 중에서도 건강에 나쁜 영향을 주는 식물성불포화지방이 있는데 이것을 상온에서 액체 상태인 식물성지방에 수소를 첨가해 인위적으로 굳힌 기름이 있는데 이를 경화유라고 부르며 마가린, 과자, 도너츠, 빵 등을 만들 때 많이 쓰입니다. 경화유는 값이 싸고 패스트푸드 음식을 딱딱하고 보기 좋게, 스낵용으로 간편하고 먹기 좋게, 더욱 맛나게 하는 효과가 있어 사용량이 급증했습니다. 문제는 경화유를 만드는 과정에서 트랜스지방이 생겨난다는 것입니다. 트랜스지방이란 불포화지방을 가공하는 과정에서 생기는 것으로 자연계에는 존재하지 않습니다. 너무 안정적인 지방산으로 대사가 잘 되지 않고 동맥경화를 유발할 수 있습니다. 최근 우리나라에서도 트랜스지방이 심장혈관질환을 잘 일으킨다는 연구결과에 따른 심각성을 인지하여 식품의약품안전청은 2007년 11월부터 트랜스지방 함량표시가 의무화 했습니다. 100g 당 트랜스지방이 0.2g 미만인 경우에만 무트랜스지방이라는 표시를 쓸 수 있도록 세부표시 기준을 마련했습니다.

비만은 관상동맥질환, 고혈압, 고지혈증, 당뇨병 등과 같은 성인병의 원인이 될 수 있습니다. 체중감량은 급격히 빨리 빼는 것보다는 서서히 체중을 감소시키는 것을 목표로 하는 것이 좋은데 당연한 이야기지만 섭취 칼로리를 줄이고 균형 잡힌 식단을 유지하고 규칙적인 적절한 운동이 필요합니다. 최근 건강을 위해 달리기, 마라톤 등이 유행처럼 번지며 간혹 갑자기 응급실에 실려 가는 환자들을 볼 수 있는데 도가 지나친 과격한 운동은 삼가고 자신의 상태에 맞는 적절한 운동을 하는 것이 좋겠습니다. 운동을 하면 혈액순환이 활발해지고 심장의 펌프 기능 등이 향상되는데 적절한 운동으로는 유산소운동인 걷기, 등산, 조깅, 수영 등이 좋다고 알려져 있습니다. 운동은 강도를 약하게 시작하여 서서히 높여 주는 것이 좋다고 하며 운동시간은 적어도 하루 30분 정도 빈도는 일주일에 3회 정도 이상이 적당하다고 합니다. 스트레스 또한 심장병과 관계된다는 연구결과들이 있습니다. 스트레스에 의해 긴장하고 흥분하게 되면 아드레날린이라는 호르몬이 혈관을 수축시켜 혈압을 높이고 심장 박동수를 증가시켜 심장에 부하를 주어 심장에 많은 산소를 필요하게 하며 혈소판을 자극하여 혈액응고를 촉진시킬 수 있습니다. 또한 관상동맥을 수축하게 만들어 심장에 혈액이 잘 흐르지 않게 할 수 있습니다. 스트레스를 피할 수는 없지만 줄이도록 노력해야 하겠습니다.

2. 관상동맥질환 (협심증, 심근경색)

협심증 또는 심근경색증이라는 병명은 주변에서 심심찮게 듣는 심장병이 되었습니다. 특히 심근경색증의 경우 신속히 조치를 치하지 못하면 갑자기 사망하게 되는 심각한 심혈관질환 중의 하나입니다. 통상적인 관상동맥질환은 관상동맥의 안쪽 벽에 콜레스테롤이 침착되어 혈관이 좁아져서 생기는 병으로 소아 가와사끼병 때 올 수 있는 관상동맥염증 후에 혈소판 등이 침착되어 생기게 되는 것과는 생기는 기전이 좀 다릅니다. 성인 관상동맥질환의 주범은 위에 설명한 동맥경화증이다. 흡연과 함께 고콜레스테롤혈증, 비만, 운동 부족 등이 관상동맥질환을 초래하는 중요 위험인자로 알려져 있습니다. 협심증은 심장근육에 영양을 공급하는 관상동맥에 콜레스테롤이 침착되어 혈관이 좁아져 피가 제대로 흐르지 못하는 증세입니다. 협심증 환자는 왼쪽 가슴 부위의 통증을 호소하며 왼쪽 팔까지 뻗치는 통증을 호소하기도 합니다. 가슴을 쥐어짜는 듯 하다고 표현하기도 하고 가슴을 짓누르거나 빠개지는 듯 하다고 표현하기도 합니다. 전형적인 협심증 증상은 흉통이 신체적 활동(운동이나 계단 오르기), 흥분, 추위 등에 의해 발생했다가 안정되면 곧 사라집니다. 흉통의 특징은 가슴 가운데 흉통 부위에서 조여드는 느낌이나 압박하는 듯한 통증이 발생하여 목이나 턱, 왼쪽 팔의 안쪽으로 전파됩니다. 하던 일을 멈춰야 할 정도로 심한 통증이 수분간 지속되다 사라집니다. 수개월 이상 일정한 정도 이상의 힘든 활동을 할 때만 증상이 나타나는 경우를 안정협심증이라고 하고, 통증이 점점 더 심해지거나 빈도가 잦아지고 휴식 중에도 통증이 발생하던가, 전에는 통증이 없다가 갑자기 통증을 느끼는 경우는 불안정협심증이라고 부릅니다. 대개의 협심증은 힘든 일이나 활동을 할 때 발생하므로 노작성 협심증이라고 부르나, 활동을 하지 않는 상태에서 관상동맥의 경련성 수축에 의해 통증이 나타나는 이형협심증도 있으며 이 경우 새벽에 통증으로 잠을 깨는 수가 많습니다. 심근경색은 관상동맥혈관이 완전히 막히게 되어 그 혈관이 영양을 공급하는 심장 근육이 죽게 되는 것을 말합니다. 심근경색의 증세는 대체로 협심증보다 훨씬 심하여 가슴이 찢어지거나 죽을 것 같은 느낌을 갖게 됩니다. 통증도 대개 30분 이상 지속 됩니다. 발병 초기에 막힌 혈관을 다시 뚫어 주면 죽기 직전의 심장 근육을 살릴 수 있습니다. 그러므로 발병 초기에 시간을 놓치지 않고 혈전용해제를 사용하고 막힌 관상동맥을 뚫어주는 중재적 시술(풍선으로 넓혀주거나 스텐트 삽입 등)이 무엇 보다 중요합니다. 대체로 발병 6시간 이내로 잡고 있으나 발병 후 가능하면 빨리 치료하는 것이 중요합니다.

29 가와사끼병 증례

아래 증례들은 본원과 타병원에서 있었던 증례를 참고하여 기술한 것입니다.

증례 1. 8개월 여아, 불완전형-가와사끼병의 진단기준을 모두 만족하지 않는 불완전형 가와사끼병도 있다.

열이 5일간 있다가 내리고 눈꼽이 약간 끼는 결막염이 있었으며 몸에 발진이 있었고 목에 작은 임파선이 하루 정도만 만져지는 비전형적(불완전) 형태로서 이후 11일경에 손가락 끝에 막양낙설이 생겨 아마도 가와사끼병이었다고 추정하게 되었고 가와사끼병으로 진단하고 아스피린 치료를 시작했다.

증례 2. 7세 남아, 재발-가와사끼병은 3% 정도에서 재발 할 수 있다.

1년 만에 가와사끼병에 다시 걸렸다. 첫 번째는 심장 합병증이 없었으나 두 번째는 7일경에 면역글로불린을 투여 했으며 약간의 관상동맥 확장이 있었다. 2개월경에 다시 시행한 심초음파 검사상 관상동맥 크기는 정상으로 돌아왔다. 6개월 이후에 시행한 심초음파검사상 역시 정상이었으며 이후 아무 문제없이 정상 생활을 하고 있다.

증례 3. 10세 남아, 구토-간혹 위장염, 간염 증상이 동반되는 경우도 있다.

3일간 열과 함께 구토와 설사, 복통이 있었다. 이틀 후 눈이 빨갛게 되고 입술도 빨개졌다. 입원 후 복통을 호소하였고 검사상 간수치가 AST:80U/L, ALT:120U/L로 증가 되어 있었다. 면역글로불린 주사 후 증상 호전되었으며 심장합병증도 없었다. 퇴원 후 외래에서 시행한 간기능검사는 정상으로 돌아 왔다.

증례 4. 19개월 남아, 관상동맥류-급성기에 면역글로불린으로 적절한 시기에 치료 하더라도 열이 떨어지지 않고 관상동맥류가 생기는 불응성 가와사끼병도 있다.

발열 6일경에 가와사끼병 진단 기준에 맞아 면역글로불린을 투여했으나 발열이 지속되어 면역글로불린을 한차례 더 투여 했으나 열이 지속되어 메틸프레드니졸론(스테로이드) 주사를 투여 한 후에야 열이 떨어졌지만 거대 관상동맥류가 생겼다. 이후 아스피린과 와파린(쿠마딘)을 복용 중이며 매 6개월 마다 심초음파를 시행하여 관상동맥 병변을 추적하고 있으며 일 년에 한 번씩 관상동맥조영술을 시행하고 있다.

증례 5. 13개월 여아 ,관절염-간혹 급성기가 지난 후 관절염이 심하게 오는 경우가 있다.

고열과 함께 손발바닥이 발갛게 되고 몸에 발진이 돋고 입술이 발갛게 되는 증상이 있어 6일째 가와사끼병으로 진단하고 면역글로불린과 아스피린으로 치료 후 증세 호전되어 저용량 아스피린을 퇴원약으로 처방해 퇴원하였으나 5일 후부터 다리가 아프다고 울면서 서지를 못하였다. 고관절(골반뼈와 대퇴골을 이어주는 관절)을 회전시켜 보면 매우 아파했다. 아스피린을 다시 고용량으로 투여 한 후 잠시 호전되는 듯 하다가 증상 심하게 지속되어 이부프로펜 제재로 바꾼 후 증상 호전되었다.

증례 6. 6개월 남아, 요로감염-영아의 경우 요로감염의 형태로 나타나 항생제 투여에도 듣지 않는 경우가 있다.

고열이 나서 병원 입원하여 시행한 소변검사상 백혈구 염증세포가 다수 발견되었다. 요로감염으로 진단하고 항생제 치료를 계속했으나 고열이 지속되었다. 이후 결막충혈이 생기고 BCG 맞은 부위가 빨갛게 되어 심초음파 시행 해 보니 관상동맥이 약간 늘어나 있었다. 면역글로불린과 아스피린 투여 후 열은 떨어졌으나 2개월경에 시행한 심초음파검사상에서도 경도의 관상동맥류가 있어 이후 계속 아스피린 복용 중이다.

증례 7. 8개월 영아, 항생제 발진-간혹 항생제 투여 후 발진이 생기면 항생제 투여에 의한 부작용으로 생각 할 수 있으나 발진이 가와사끼병의 증상 일 수도 있다.

처음에는 콧물이 나고 열이 있어 아세트아미노펜과 항생제를 투여 했다. 이틀 후 발진이 돋아 항생제의 부작용으로 생각하고 항생제를 중단했다. 7일째 가와사끼병의 모든 증상이 나타나 면역글로불린을 주사하였다. 이후 관상동맥 합병증 없이 잘 지내고 있다.

증례 8. 2개월 여아, 영아-6개월 이하의 영아에서의 발생도 종종 있으며 아주 드물게는 신생아에서도 가와사끼병이 발생한 보고가 있다.

고열과 심한 설사, 복부 팽만 등이 있어 병원에 입원했다. 5일 후에도 많이 쳐져 있으며 보챘다. 척수검사에서 백혈구 염증세포가 발견되어 뇌수막염, 패혈증으로 진단하고 항생제를 투여 했으나 열이 지속되어 면역글로불린을 투여 했다. 이후 상태 좋아져 퇴원했으나 2주후 엄마가 오른쪽 겨드랑이에 덩어리가 만져진다고 병원을 방문했다. 시행한 심초음파 검사상 관상동맥류도 발견되었다. 겨드랑이의 덩어리도 동맥류로 판명되었다. 이후 아스피린을 복용하면서 추적 관찰 중이다.

증례 9. 10세 남아, 경부림프절 비대(임파선염)−세균성임파선염으로 생각하고 항생제를 투여하는데도 열이 떨어지지 않고 염증이 지속되는 경우 가와사끼병일 경우도 있다.

3일간 지속된 열과 오른쪽 목 임파선이 부어올랐다. 경부임파선염으로 진단하고 항생제를 투여했다. 그 외 발진이 조금 생긴 외에는 다른 증상은 없었으며 계속 고열이 지속되어 시행한 심초음파검사에서 이미 거대관상동맥류가 생겨 있었으며 3차례의 면역글로불린 투여에도 불구하고 관상동맥이 16mm 정도까지 점점 커져 스테로이드 주사를 투여한 후에 열이 떨어지고 염증이 가라앉았다. 퇴원 3주 후 갑자기 쓰러져 응급실을 방문하였고 이후 몇 차례 심장발작이 와서 사망하였다.

증례 10. 30개월 여아, 판막폐쇄부전증−가와사끼병에 의해 심한 판막폐쇄부전이라는 휴유증이 드물게 올 수 있다.

가와사끼병으로 입원했으며 중등도의 승모판막폐쇄부전이라는 진단을 받았다. 현재 정기적으로 심장초음파검사를 하고 있다. 일반생활하는데 지장은 없지만 치과처치, 여러 수술을 할 일이 생길 경우 수술 전 예방적 항생제를 1시간전 복용하고 치료나 수술을 받아야 한다.

증례 11. 5세 남아, 관상동맥류 파열-가와사끼병에 환아 중 급성기에 아주 드물게 관상동맥류가 점점 커지며 파열되어 급사하는 경우가 있다.

열이 난지 5일경에 전형적인 가와사끼병으로 입원했으며 7일경에 심초음파를 시행하니 이미 양쪽 관상동맥류가 생겨 있었으며 면역글로불린과 아스피린을 사용했으나 열이 지속되고 관상동맥류는 점점 커졌다. 열이 나기 시작한지 제12병일째 좌전하행관상동맥의 크기가 18mm까지 늘어났고 제13병일째 갑자기 심장마비가 와서 심폐소생술을 시행했으나 사망하였다. 부검을 시행 해 보니 좌전하행관상동맥의 파열로 심장을 둘러싸는 심막에 피가 차서 심실을 압박하여 운동에 장애가 오는 심장압전이 생겨 있었다.

증례 12. 4.5개월 남아, 관상동맥우회술-거대 관상동맥류가 발생한 경우 드물게 관상동맥우회 수술이 필요한 경우도 있다.

전형적인 증상이 나타나지 않고 열이 오르내리다가 21일 경에야 진단을 하고 면역글로불린을 주사했지만 이미 좌우관상동맥에 거대동맥류가 생겼으며 우관상동맥에는 혈전(피딱지)이 생겨 헤파린 주사로 치료 한 후 아스피린과 와파린(쿠마딘)을 계속 복용하였다. 증상은 없었으나 18개월 이후 시행한 관상동맥조영술상 오른쪽 관상동맥은 완전히 막혀 있었으며 측부혈관순환이 생겨 혈액을 공급하고 있었다. 5세경이 되어 운동 후 약간 피곤함을 호소하여 시행한 운동부하심전도상 이상소견을 보여 관상동맥조영술을 시행하였더니 좌측 거대관상동맥류에 석회화가 생기면서 좌회선 관상동맥이 좁아져 있었다. 이후 관상동맥우회수술을 시행하였다.

증례 13. 20세 남자, 관상동맥류와 협착- 드물게 어렸을 때 가와사끼병을 앓았는지 모르고 지난 후 성인이 되어 관상동맥 합병증이 발견되는 경우가 있다.

운동시 가슴이 아픈 증상이 있어 병원을 찾았다. 운동부하검사가 양성으로 나왔고 관상동맥조영술상 여러 부위의 관상동맥에 관상동맥류가 있으며 석회화와 함께 좁아져 있는 소견을 보였다. 자세히 병력을 물어 보니 걷기 시작 할 무렵 영아 시기에 가와사끼병과 유사한 증상이 있었다고 한다. 관상동맥우회술을 실시 했으며 경과는 양호했다.

30 가와사끼병 Q & A

문1〉 가와사끼병이 전염이 되나요?

⇒ 가와사끼병의 원인이 아직 알려져 있지는 않지만 전염이 되지는 않는다고 알려져 있습니다. 그러므로 같은 병실에 가와사끼병의 어린이가 입원하고 있어도 주위에 있는 어린이에게 전염되었다는 경우는 전혀 없습니다. 단지 형제자매가 가와사끼병에 걸리는 경우가 전체의 1~2%에서 있습니다.

문2〉 가와사끼병이 재발하기도 합니까?

⇒ 재발률은 3-4 % 정도로 대부분의 어린이는 재발하지 않습니다. 대부분 첫 발병 1-2년 이내에 발생 빈도가 가장 높고 첫 발병이 2-3세 이내인 경우가 더 많다는 보고도 있습니다. 가끔 2-3회 재발하는 경우도 있으나 아주 드물지만 5회 재발한 보고가 국내에서 있었습니다. 어떤 어린이에게 재발이 잘 생기는지 알려져 있지는 않지만 재발의 증상은 처음과 거의 같으므로 보호자는 재발 유무를 쉽게 알 수

있습니다. 재발한다고 합병증이 더 잘 오는 것은 아니니 특별히 더 염려할 바는 아닙니다.

문3〉 가와사끼병은 유전되나요?

⇒ 원인은 아직도 밝혀내지 못했으나 특히 아시아인에게 많이 발병하며 형제나 부모가 가와사끼병에 걸렸던 경우 발병률이 더 높은 것으로 보아 유전적인 소인이 관여될 것으로 생각됩니다.

또한 최근 가와사끼병과 관련 있는 유전자로 'ITPKC' 유전자 염기서열 가운데 1곳이 다른 유전자를 가진 사람은 가와사끼병에 걸릴 위험이 높고 심장 관상동맥 합병증의 가능성 또한 높다는 결과도 발표되었습니다. 하지만 아직 유전적인 요인만으로 원인을 결론지울 수는 없습니다.

문4〉 가와사끼병이 신생아나 2~3개월 유아에서도 발병 할 수 있나요?

⇒ 가와사끼병은 대부분 소아에서 발병하며 80%정도가 5세미만입니다. 6개월~1세 영유아에 흔하고 9~11개월에 가장 빈발하며 3개월 이하는 드물지만 신생아에서도 매우 드물게 발생한 보고가 있습니다. 6개월 미만의 영유아에게 가와사끼병이 발생하는 경우 전형적인 진단 기준을 만족하지 않는 불완전형(비전형) 가와사끼병이 종종 있으며 발생 빈도도 낮기 때문에 진단이 늦어져 관상동맥 합병증이 생길 위험성이 높아 질 수 있습니다.

문5〉 가와사끼병은 성인에서는 발병하지는 않는 병인가요?

⇒ 성인에서 드물게 보고가 있습니다. 성인의 경우 경부임파선염, 관절통, 간염 등이 더 흔히 오고 관상동맥 합병증은 덜 심하다고 알려져 있습니다.

문6〉 가와사끼병에 걸리면 입원해야 하나요?

⇒ 가와사끼병에 걸리면 입원할 필요가 있습니다. 입원 기간은 평균 5~7일 정도가 일반적입니다. 염증의 정도를 확인하기 위해 피검사, 소변검사 등을 시행하며 관상동맥의 합병증을 확인하기 위해 심장초음파도 시행해야 합니다. 치료에도 불구하고 발열 등의 증상이 오래 계속 되거나 열이 떨어지며 나은 것처럼 보이다가 다시 증상이 악화되거나 합병증이 생기는 경우도 있는데 이런 경우 입원 기간이 늘어나게 됩니다.

문7〉 열이 5일 이상 나기 전이라도 가와사끼병을 진단 할 수 있나요?

⇒ 전형적인 가와사끼병은 5일 이상의 발열과 함께 나머지 5가지 증상 기준 중 4가지 이상을 만족해야 하나 열이 5일 이상 나기 전이라도 특징적인 다른 증상 기준을 만족하거나 심혈관합병증이 있는 경우 경험이 많은 의사에 의해서 진단을 할 수 있습니다.

문8〉 BCG 접종부위의 발적이 가와사끼병에서 특징적인가요?

⇒ 연구에 따르면 가와사끼병에서 BCG 접종 부위가 발갛게 발적되는 현상은 진단하는데 상당히 특징적인 소견으로 알려져 있습니다. BCG 접종 후 1-12개월 사이에 흔히 나타났으며 4-6개월 사이에 가장 흔했습니다. 이는 아마도 면역반응으로 염증 반응을 일으키는 것으로 추정됩니다. 다른 진단 기준을 다 만족하지 않더라도 발열과 함께 BCG 접종부위에 발적이 생기는 경우 가와사끼병의 가능성이 많습니다. BCG는 심한 결핵을 예방하기 위해 출생 직후부터 1개월 사이에 예방접종을 시행 하고 있습니다. 드물게 BCG를 맞은 후 일시적 발열이나 접종 부위의 발적이나 고름과 같은 염증 등이 생기거나 주위의 임파선에 염증이 생길 수 있습니다.

문9〉 가와사끼병에 걸렸을 때 잘 걷지 않으려 할 수 있나요?

⇒ 가와사끼병에 걸리면 일시적으로 관절염이 와서 아파서 못 걸을 수도 있습니다. 관절염은 1/3정도에서 동반 될 수 있는 것으로 보고되고 있는데 급성기 7-10일 사이에 발생하는 형태와 2주 이후에 발생하는 형태가 있습니다. 초기에 발생하는 형태는 작은 관절을 주로 침범합니다. 후기에 발생하는 형태는 큰 관절을 침범합니다. 후유증 없이 낫는 경우가 대부분입니다.

문10〉 입술이 심하게 갈라지고 트는 증상이 오래 지속 되는데 치료 방법이 있나요?

⇒ 증상이 심하지 않으면 대부분 저절로 좋아지는데 입술이 갈라지거나 트고 심한 경우 출혈이 있거나 피딱지가 생기는 경우도 있는데 입술보호제(챕스틱, 립밤, 바셀린) 등이 도움이 될 수 있습니다.

문11〉 가와사끼병에 걸린 후 아토피가 심해졌습니다. 온몸에 두드러기 같은 것이 생기고 각질이 일어나고 가려워서 온 몸을 긁어댑니다. 이런 피부병과 가와사끼병이 관계가 있나요?

⇒ 가와사끼병 환자에서 아토피 피부염이나 알레르기성 비염 등과 같은 알레르기 질환이 일반 소아에 비해 더 잘 올 수 있다는 연구결과들이 있습니다. 간혹 가와사끼병을 앓고 난 후 피부가 거칠거칠해지는 등 피부병이 생기는 경우들을 볼 수 있습니다.

문12〉 열이 나고 목이 붓고 딸기혀와 함께 발진이 생겨 성홍열이라고 치료했는데 이후에 손가락 끝 피부의 껍질이 벗겨졌습니다. 가와사끼병의 가능성이 있다는데 심장초음파를 해 보아야 하나요?

⇒ 성홍열과 가와사끼병은 초기에는 증상이 아주 유사하여 구분을 하기가 어려운 점이 많습니다. 병을 앓고 난 후에 손가락 끝 피부의 껍질이 벗겨지는 현상을 보여 가와사끼병을 앓았을 가능성이 있

다는 겁니다. 당시 가와사끼병이었는지는 정확하게 알 수가 없습니다. 왜냐하면 성홍열 이후에도 그런 현상이 생길 수 있기 때문입니다. 가와사끼병의 진단기준을 다 만족하지 않더라도 불완전 가와사끼병(본문 참조)의 가능성이 의심된다면 심장 합병증의 유무를 알기 위해 소아 심장전문의가 있는 종합병원에 가서 심초음파를 받아 보아야 합니다. 만일 심장에 관상동맥 합병증이 있다면 지속적으로 약을 처방 받아 복용해야 합니다. 심장에 합병증만 생기지 않았으면 걱정을 하지 않아도 됩니다.

문13〉 회복기에 손가락 끝 피부가 벗겨지는 현상이 가와사끼병 외에 다른 병일 때도 나타나나요?

⇒ 회복기에 막양낙설(막 모양의 피부 벗겨짐)이 생길 수 있는 질병으로는 가와사끼병이 가장 특징적이나 성홍열(발열, 딸기 모양 혀, 특징적인 발진), 홍역 (발열, 기침, 눈꼽, 특징적인 발진) 후에도 나타날 수 있습니다. 이외에도 포도상구균감염, 일부 바이러스감염 후에도 나타날 수 있습니다.

문14〉 가와사끼병이 의심될 때 어떤 검사가 필요한가요?

⇒ 가와사끼병에서 검사가 진단에 도움이 됩니다. 급성기에 혈액검사로 염증의 정도를 참고로 할 수 있습니다. 백혈구수 증가나 C반응단백(CRP)의 상승 등은 염증의 정도를 반영합니다. 또한 빈혈 등

이 나타날 수 있으며 혈소판 수는 일반적으로 첫 주에는 정상이나 2주부터는 수가 증가하기 시작해서 매우 높아집니다. 그 외 간염증 수치가 증가 할 수 있으며 소변검사에서 염증 소견을 보일 수 있습니다. 심장 초음파검사로 관상동맥의 모양과 크기를 평가하여 관상동맥 합병증을 찾아낼 수 있으며 급성기에는 심막의 염증으로 인한 심장기능 감소, 심막삼출이나 심장 판막(특히 승모판)의 역류 등이 있을 수도 있습니다. 중등도 이상의 관상동맥류나 거대 관상동맥류가 있거나 관상동맥협착이 의심되는 환자는 관상동맥조영술 등 좀 더 자세한 검사가 필요합니다.

문15〉 가와사끼병이 의심될 때 심장초음파 검사를 시행하는 시기는 언제인가요?

⇒ 진단시에 심초음파를 시행하고 2주경과 2개월경에 심장초음파 검사를 시행하는 것이 대체적인 원칙이나 실제적으로는 심초음파검사 비용이 들고 검사를 이 시기에 꼭 맞춰 시행 할 수 있는 여건이 되지는 않기 때문에 대체로 발병 10일~2주 사이에 한번 시행하고 6주~2개월경에 시행하는 경우가 많습니다. 이후 6~12개월 후 한 번 더 시행하는 병원도 있습니다. 언제까지 몇 번이나 심장초음파를 해야 하는가에 대해서는 의견이 다르지만 관상동맥에 합병증이 생긴 경우는 더 자주 시행하며 최소한 관상동맥 크기가 정상이 될 때까지 심장초음파 검사를 시행해야 한다는 데는 이견이 없습니다.

문16〉 저희 아이가 입원 중에 심장초음파 검사를 한 결과 이상이 없다고 합니다. 일상생활에 지장이 없을까요?

⇒ 후유증이 남지 않았던 경우에는, 염증이 완전하게 다스려져, 퇴원 후에는 서서히 통상의 일상생활로 돌아와, 특히 운동 제한 등은 불필요합니다. 그러나 후유증이 남지 않았다고는 해도, 정도의 차이가 있지만, 관상동맥에는 염증이 일어났다고 생각할 수 있어 이것은 성인이 되면 동맥 경화 등의 위험 인자가 될 수 있다고 생각되고 있습니다. 따라서 성인이 되어서도 정기적인 검진은 필요하고, 고지혈증의 예방, 흡연의 금지, 운동부족의 해소 등 일반적인 생활 습관병의 예방에 주의하는 것이 중요합니다. 가와사끼병의 증상, 특히 관상동맥에 후유증을 남겼는지에 따라, 향후 어떻게 관리할지가 다르기 때문에, 주치의와 상담해 주세요. 일반적으로는 급성기에 심장에 후유증이 없으면, 학교에서의 체육은 제한할 필요는 없습니다. 보통 다른 건강한 어린이와 같이 생각하세요.

문17〉 저희 아이가 입원 중에 심장초음파 검사를 한 결과 관상동맥이 늘어났다고 합니다. 운동이나 학교생활을 제한해야 하나요?

⇒ 발병 후 2~3개월간은 무리한 운동을 삼가는 것이 좋습니다. 작은 관상동맥의 확장 혹은 동맥류가 남았을 경우(일본의 관리기준에 따르면 대체로 발증 1개월에 관상동맥류 4 mm이하 확대가 있는 경우에는), 아스피린 등으로 혈전 예방을 하되 운동 제한은 불필요합니

다. 단지 주치의 선생님으로부터 정기적인 검사를 받도록 지시가 있었다면 주치의의 말씀을 준수하여 정기검진을 받아 주세요. 비교적 큰 관동맥류가 남았을 경우에는, 그 정도에 의해, 운동 제한이 필요할 수 있습니다. 거대 관상동맥류가 생긴 경우나 협착이나 폐색성병변이 있는 경우에는 격렬한 운동은 금지합니다.

문18〉 아스피린은 언제까지 복용해야 하나요?

⇒ 열이 계속되는 경우, 처음에는 염증을 가라앉히는 효과가 있는 고용량의 아스피린을 하루 3-4회 투약하고 그 다음에는 항응고 효과가 있는 저용량으로 1일 1회로 양을 줄입니다. 발병해서 2-3개월까지는 소량의 아스피린을 복용하는 것이 좋습니다. 관상동맥이 늘어났던 경우는 크기가 정상이 될 때까지 아스피린을 투여 받게 될 것입니다.

문19〉 아스피린은 부작용이 없습니까?

⇒ 아스피린 대량요법 치료(체중 kg당 30~100mg을 하루에 3~4회 나누어 복용)는 위에 부담을 일으킬 수 있고 간 효소치를 일시적으로 높일 수도 있으며 출혈 경향(코피 등)이 생길 수 있습니다. 드물게 저체온이 오는 경우도 있습니다. 소량요법(체중 kg당 3~5mg을 하루에 복용하는 경우)의 아스피린은 장기 복용하여도 부작용이 없습니다. 인플루엔자나 수두에 걸렸을 때, 아스피린을 복용하면 드물게 라

이 증후군에 걸릴 수 있다고 합니다. 라이 증후군은 간수치와 암모니아 수치가 현저히 증가하며 의식이 나빠지는 병으로 감기 비슷한 증상으로 시작하여, 뇌압상승으로 심한 구토가 연속되며 호흡이 빨라지고 경기를 하는 경우가 있습니다. 하지만 라이증후군은 대부분 고용량 아스피린으로 치료중 문제가 될 수 있는데 가와사끼병 환자에서 급성기에 고용량 아스피린 복용 후 이후에는 저용량 아스피린을 복용하기 때문에 문제가 거의 되지 않으며 관상동맥류가 있어 장기적으로 저용량 아스피린을 복용하는 소아의 경우에도 문제가 거의 되지는 않습니다.

문20〉 아스피린을 복용 중 사정으로 몇 번 빼 먹었는데 괜찮나요?

⇒ 가능하면 빼 먹지 않고 복용 하는 것이 좋겠으나 피치 못할 사정으로 한두 번 빼 먹는 것은 관계없습니다. 그러나 특히 관상동맥류가 있는 경우에는 반드시 빼 먹지 않고 먹는 것이 중요합니다.

문21〉 면역글로불린 주사는 부작용이 없나요?

⇒ 면역글로불린의 부작용은 극히 적습니다. 두통, 피로감, 오한, 현기증, 발열, 홍조 및 오심 등을 일으킬 수 있습니다. 고열이 날 때는 면역글로불린 주사를 잠시 중단하고 해열제 투여 후 열이 떨어진 후 다시 주사합니다. 그 이유는, 면역글로불린 투여 중에 고열이 부작용으로 올 수 있기 때문에 잠시 중단 하는 것입니다. 급속하게 직접

정맥주사 할 때는 혈압강하를 일으킬 수 있기 때문에 천천히 주사하여야 하나 많은 양의 약물을 긴 시간에 걸쳐 한 방울씩 떨어뜨리는 점적 주사의 경우에는 문제가 되지 않습니다. 드물게 과민반응 및 아나필락시성 반응도 유발할 수 있습니다. 면역글로불린은 혈장(혈액에서 유형성분인 백혈구, 적혈구 등을 제외한 액체성분으로 물 90%와 혈장 단백질 9% 무기염류 1%로 구성되어 있음)으로부터 감마글로불린 성분을 분리 농축하여 제조한 혈장분획제제로 생산 공정관리 및 품질관리를 강화하고 바이러스에 대한 제거 및 불활성화 공정이 포함된 제조공정으로 생산되어 안전하다고 알려져 있습니다.

문22〉 저희 아이가 관상 동맥류가 있습니다. 향후 어떻게 되며 약은 언제까지 먹어야 할까요?

⇒ 가와사끼병 발병후, 5% 이하의 어린이가 관상 동맥류가 남게 되는데 동맥류의 크기에 따라, 그 후의 경과에 차이가 있습니다. 대체로 직경 4mm이하의 작은 관상 동맥류는 수개월에서 1년 이내에 대부분이 자연히 정상으로 될 확률이 높으며 정상으로 작아진 경우에는 투약을 중지해도 됩니다. 중간 크기의 관상 동맥류(직경 4~8mm)는 70%는 1~2년에 정상의 크기로 돌아옵니다. 점차 정상적으로 작아지기도 하나 혈액이 굳어져 막히게 되는 경우도 있으며(혈전폐색이라고 함), 관상 동맥류가 없어지지 않고, 장기간 남게 되는 경우는 장기간 약을 복용할 필요가 있습니다. 8mm 이상의 큰 거대관상동맥류의 약 반수가 협착성 병변(벽이 두꺼워지거나 혈전이 생겨

서 좁아짐)으로 진행할 가능성이 있습니다. 그러므로 직경이 8mm이상의 거대 관상 동맥류라면 장기간 약물 복용을 계속할 가능성이 많게 됩니다. 어떠한 크기이던 간에 관상 동맥류가 남게 되는 경우는 심장 초음파 검사나 관상동맥 조영술 등으로 이상의 정도를 알 필요가 있겠고, 가능하면 소아 심장 전문의의 관리를 받는 것이 좋을 것입니다.

문23〉 가와사끼병으로 관상동맥류 합병증이 있습니다. 혈전 형성에 의한 협착이나 폐쇄가 생기면 어떤 증상이 오나요?

⇒ 소아에서는 가와사끼병으로 인하여 중요한 관상동맥이 막히더라도 측부 혈관이 잘 발달되고 관상동맥의 재개통도 잘 나타나므로 심각한 협착이 있어도 증상이 없는 경우가 많습니다. 증상이 나타난다면 구토, 복통, 흉통, 쇼크 등이 주된 증상이지만, 표현의 방법은 환아에 따라 달라 관상 동맥의 폐색에 의한 심근허혈의 결과, 심근내의 지각 신경 말초를 자극하고 교감신경을 자극하여 안색이 좋지 않거나, 기분이 좋지 않거나, 아파서 괴로운 듯이 울거나, 구토, 복통, 식은 땀 등이 증상으로 나타날 수 있습니다.

문24〉 가와사끼병에 걸리면 후유증이 없이도 장래 동맥 경화증의 위험이 있을 수 있다는 말이 있는데 사실인가요?

⇒ 아직 확실치는 않지만 그럴 가능성이 있습니다. 연구자들이 동

맥 경화증의 위험이 있는지 없는지를 장기간에 걸쳐 추적 조사를 하고 있습니다. 후유증이 남지 않았다고는 해도 정도의 차이가 있더라도 관상동맥에는 염증이 일어났다고 생각할 수 있어 이것은 성인이 되면 동맥 경화 등의 위험 인자가 될 수 있다고 생각되고 있습니다. 따라서, 성인이 되어서도 정기적인 검진은 필요하고, 장래 성인병(관상동맥질환, 당뇨병, 고혈압 등)을 예방할 목적으로 지금부터 일상생활에 주의 하는 것이 좋겠습니다.

비만이 오지 않도록, 지방(특히 동물성 지방) 섭취에 유의해야하고 과식은 좋지 않습니다. 야채류를 많이 먹고 육류보다 어류가 좋습니다. 짠 음식이나 매운 것들을 피하고 균형이 잡힌 식사를 하고 운동을 충분히 하여야 합니다. 동맥경화증 발생에 영향을 미치는 담배는 피우지 말아야 하겠습니다.

문25〉 가와사끼병에 걸린 후 사망률은?

⇒ 과거에는 1~2% 정도의 사망률을 보였으나 면역글로불린 치료가 시작된 이후에는 0.5% 이내로 감소하였으며 최근에는 0.03~0.05%로 현저히 감소하였습니다. 간혹 돌연사가 보고되고 있으나 발병이후 1년 이내에 약 80% 정도에서 발생된다고 하나 대부분 심장 합병증을 가진 경우며 심장합병증이 없는 소아에서는 급성기에서 2개월이 지난 후 부터는 돌연사 할 가능성이 아주 적습니다.

문26〉 가와사끼병 치료 후 예방주사 접종시 주의 할 점이 있나요?

⇒ 관상동맥의 후유증이 남거나 남지 아니하건 간에 예방주사는 맞는 것이 좋습니다. 가와사끼병 회복기의 예방접종에 대해서는 나라마다 또 기관마다 견해 차이가 있습니다. 면역글로불린 치료를 받은 사람은 바이러스를 약독화시킨 생백신을 예방접종 하는 경우 11개월 이상 경과 후 맞는 것이 좋다고 합니다. 이는 예방주사를 맞더라도 해가 되는 것이 아니라 투여한 면역글로불린의 항체의 작용으로 예방접종을 하더라도 면역력이 생기지 않을 수 있기 때문입니다. 홍역, 볼거리, 풍진(MMR), 수두 등과 같이 바이러스를 약독화시킨 생백신을 접종 할 경우에 감마글로불린을 주사 한 후 면역력이 잘 생기지 않으므로 원칙적으로는 11개월 이후에 접종하는 것을 권장하고 있습니다. 그러나 일본에서는 아직도 6-7개월 후에 접종을 시행하고 있으며 9개월 정도 이후면 면역력이 생길 수 있다는 연구 결과도 있으므로 주위에 홍역, 수두 등이 유행 할 경우에는 11개월 이전이라도 약간 일찍 접종시킬 수는 있겠습니다. 기타 생백신은 최소한 3~5개월 후 접종하는 것이 좋겠고 DPT, 소아마비 등과 같은 사백신은 연기 없이 접종하여도 무방하다고 알려져 있습니다. 단 B형 간염의 경우 약 3개월 후 접종하는 것이 좋겠다는 의견도 있습니다. 가와사끼병에서 회복되고 있을 때 예방접종에 따른 문제점에 대해서는 확실치 않기 때문에 모든 접종을 3개월 이후로 연기하는 것이 좋겠다는 의견도 있습니다. 아스피린복용 중 독감이나 수두 감염이 있을 때 극히 드물지만 라이증후군이 생길 수 있기 때문에 장기적으로 아

스피린을 복용 중인 6개월 이후의 소아의 경우는 매년 독감 접종을 맞는 것이 좋습니다. 또한 수두접종 후 6주 정도는 아스피린을 중단하는 것이 좋습니다.

문27〉 가와사끼병에 걸렸을 때 면역글로불린 주사제는 건강보험(의료보험)이 되나요?

⇒ 건강보험심사평가원은 의료기관에서 진료를 받았을 때 총 진료비 중 일부는 환자가 의료기관에 내고 나머지는 의료기관이 심사평가원에 청구하는데 청구된 진료비에 대한 심사와 평가를 하는 기관입니다. 고용량 면역글로불린은 고가이기 때문에 건강보험 심사평가원에서는 적정한 투여를 위하여 심사 기준을 두고 있는데 아래와 같은 기준으로 투여시 면역글로불린 주사제 요양급여를 인정하며, 허가사항 범위이지만 같은 인정기준 이외에 투여한 경우에는 약값 전액을 환자가 부담토록 한다는 규정이 있습니다.

- 아 래 -

가와사끼병으로 진단받은 환아 중 관상동맥합병증 발병 위험이 있다고 진료의사가 판단하여 적절하게 투여하는 경우에는 인정함(2g/kg/day 체중당 2그램 1일, 이전에는 400mg/kg/day 체중당 400밀리그램씩 5일까지 였음).

(또한, 가와사끼병에 면역글로불린주사제를 2차 투여하는 경우 보

험 인정 기준으로 1번 투여된 후 38℃ 이상 고열이 지속되거나, 간헐적으로 고열이 발생하는 상태에서 1차 투여 후 36시간 이상이 경과한 후 투여하는 경우에만 인정하며 심초음파 촬영상 큰 동맥류가 있는 경우에는 2차 투여를 인정하지 않는다는 심의 사례가 있으니 참고 하시기 바랍니다.)

문28〉 가와사끼병에 걸렸을 때 보험금을 지급 받을 수 있나요? 앓고 난 후에 일반 민영보험에 가입하는데 문제가 되나요?

⇒ 민영 보험금 수령 : 가와사끼병(국제질병 코드: M30.3)이 명시된 보험이나 심장관련소아특정질병(심장합병증을 동반한 가와사끼병 및 판막손상을 동반한 류마티스열)에 미리 가입한 경우에만 가능하고 심장합병증을 동반한 가와사끼병의 경우 가와사끼병으로 진단되고 심초음파상 반드시 가와사끼병으로 인한 심장관상동맥의 확장이나 심장관상동맥류의 형성이 있어야만 진단비가 지급된답니다.

민영 보험 가입 : 질병별 가입 유예기간은 보험사에 따라 다릅니다. 손해보험이든 생명보험이든 우선 입원치료의 경우 어느 정도 경과기간을 두고 있답니다. 단순한 질병으로 입원을 하였더라도 3개월 경과 후에 가입준비를 할 수 있다고 합니다만 가와사끼병의 경우에는 대개의 보험사가 가입을 제한하는 경우가 많습니다. 그러나 완치 후 1-2년경과 후 가입 가능한 보험도 있다고 합니다.

문29〉 이전에 가와사끼병으로 두 달간 약을 먹고 치료를 했습니다. 머지않아 편도 수술을 해야 할 것 같은데 가와사끼병을 앓고 난 후 수술할 때 위험성은 없는지와 주의 사항은 무엇입니까?

⇒ 이전에 관상동맥 합병증 없이 아스피린 복용 후 치료를 끝냈던 경우에는 수술 하는데 문제가 되지 않습니다. 단 현재 관상동맥 합병증으로 아스피린을 장기 복용 하고 있는 경우 혈액응고에 장애가 생길 가능성은 있지만 대부분 저용량으로 사용하기 때문에 별 지장은 없습니다. 또한 수술 전에는 항상 출혈성 경향에 대한 검사를 필수적으로 하기 때문에 이상이 있다면 미리 발견이 됩니다. 하지만 수술 전에 아스피린을 복용 중이라는 이야기를 하여야 합니다. 아스피린을 얼마간 중단 후 수술을 할 예정인지는 수술의 종류에 따라 달라질 수 있으므로 담당 의사선생님과 상의하세요.

문30〉 현재 중학생으로 10개월경에 가와사끼병을 앓았는데 당시 승모판 폐쇄 부전증도 있어, 대학병원에서 정기적인 검사를 받고 있습니다. 부모님은 당시 주치의로부터 승모판 폐쇄 부전은 가와사끼병의 후유증이라고 하는 설명을 받았다고 합니다만, 정기 추적 검사 중 현재의 주치의는 승모판의 폐쇄 부전은 가와사끼병과는 관계없이 선천적이다라고 말씀하십니다. 가와사끼병의 후유증으로서 승모판 폐쇄 부전이 발생할 수 있나요?

⇒ 가와사끼병에 승모판 폐쇄 부전증이 합병하는 경우는, 두가지 가능성을 생각할 수 있습니다. 하나는, 가와사끼병은, 급성기에 혈관

염과 동시에 심근염, 판막염을 수반하는 일이 있습니다. 급성기에 승모판 폐쇄부전증이 있을 수 있으며 대동맥판 폐쇄 부전이 있는 경우도 있습니다. 그러나, 그 대부분은 급성기를 지나면 소실됩니다. 단지, 이 승모판 폐쇄 부전증이 계속 남아 있는 사람의 경우는, 선천성의 경우와 구별이 어려울 때가 있습니다. 가와사끼병이 발병하기 전에, 승모판 폐쇄 부전증이 이미 있었는지 알 수 없는 경우가 있기 때문입니다. 급성기를 지나고 승모판 폐쇄 부전이 소실했을 경우는 가와사끼병 때문이라고 생각해도 좋다고 생각합니다. 또, 승모판을 지지하는 조직인 유두근, 건색 등에 이상이 있는 경우는, 선천성이라고 생각하는 것이 좋다고 생각됩니다. 어쨌든, 현재의 승모판 폐쇄 부전증의 정도에 의해 향후의 치료 등도 다릅니다.

두번째는, 가와사끼병으로, 관상동맥류, 관상동맥협착이 있어, 그 후, 심근경색을 일으켰을 경우입니다. 좌관상동맥에 의해 심근경색을 일으키면, 유두근의 이상이나 좌심실형태의 이상을 일으키고, 2차적인 승모판 폐쇄 부전증을 수반하는 경우가 있습니다. 이것이 심한 경우에는 승모판 치환 수술을 실시하는 경우도 있습니다.

문31〉 가와사끼병에 걸렸던 적이 있었던 경우 임신이나 출산에 지장은 없나요?

⇒ 가와사끼병에 걸렸던 적이 있어도 임신이나 출산이 가능할지는, 심장에 후유증이 없는 경우와 있는 경우가 다릅니다. 심장에 후유증이 없는 경우는, 전혀 문제가 없고, 통상적인 임신이나 출산이

가능합니다. 한편, 심장에 후유증이 있었을 경우는 경도라면 약을 복용하면서 임신, 출산이 가능합니다. 그러나 중증의 경우는 심장 발작을 유발할 가능성이 있기 때문에, 미리 정밀 검사를 실시해 주치의와 상담한 다음 결정해야 합니다.

문32〉 27세 여성으로 가와사끼병의 관상동맥 합병증을 갖고 있습니다. 2세 때에 발병해, 현재는 관상동맥류 후유증이 남아서 심초음파 검사로 경과를 추적 확인하고 있는 상태입니다. 건강한 편이며 24세 때에 결혼을 해 금년에 임신을 계획하고 있습니다. 가와사끼병 후유증이 남아 있는 상태로 임신 출산을 한 사례가 별로 없어 병원측도 곤혹스러워 하고 있습니다. 고위험 분만을 어떻게 해야 할까요?

⇒ 임신 출산은 모체에 있어서 부담이 되는데 혈액도 증가 되며 백혈구도 증가합니다. 그렇게 되면 피가 굳어지기 쉬워져, 정상인에서도 혈전이 생기기 쉬운 상태가 될 수 있습니다. 이대로 아이를 낳고 싶은 산모의 생각과 안전을 중요시 하는 의사의 판단과의 사이에서 고민하고 있는 상황으로 걱정이 많으시리라 생각합니다. 가와사끼병의 관상동맥 합병증을 수반한 분의 임신은 일본의 경우 50명 이상의 보고가 있었습니다. 모체 사망례는 없었습니다만 유산 등은 많고 또한 임신중의 심근경색 발생이 1명 있었다고 합니다. 혈액이 굳어지기 쉬워져 관상동맥류가 심근경색을 일으키는 것을 막기 위해서, 아스피린 등 여러 가지의 약제의 투여를 합니다.

관상동맥이 폐색되어 심근경색을 일으킨 후의 환자도 여러명 임신 출산에 성공 했습니다만, 모두 관상동맥 우회수술 후에 하였다고 합니다. 만약 심근경색을 일으키면 관상동맥 폐색 부위를 다시 열어 줄 필요가 있어, 긴급으로 도관(카테터)에 의한 중재술 치료가 필요 합니다. 치료가 늦은 경우에는, 심장의 상당한 부분의 움직임이 없어 지기 때문에, 심부전을 일으킵니다. 또한 부정맥을 병발 하는 경우도 적지는 않다고 합니다. 임신중에 이 같은 일이 일어 났을 경우는, 도관을 이용한 중재술을 시행할 때 태아의 방사선 피폭, 심부전, 태반 혈류의 저하에 따른 유산 등도 생각하지 않으면 안됩니다. 게다가 출산 후에, 심부전이 지속 될 수 있기 때문에 육아를 누군가에게 부탁하지 않으면 안 되게 됩니다. 물론, 심근경색을 일으키지 않으면, 약제의 투여가 필요합니다만 일반인의 임신과 같은 정도의 경과를 취합니다. 따라서 임신중에 심근경색이 일어날 가능성이, 어느 정도 인가를 판단하는 것이 매우 중요합니다. 우관상동맥의 폐색 후에 발달한 혈관이, 어느 정도 발육하고 있는지, 좌관상동맥의 협착이 어느 정도인지, 게다가 방실판막의 역류의 정도가 어느 정도인지, 심기능이 어느 정도인지 등이 판단의 자료가 됩니다. 단지, 우관상동맥의 폐색의 경우는, 심근의 손상 범위는 넓지 않은 경우가 많기 때문에, 특히, 좌관상동맥류의 협착의 정도가 중요합니다. 관상동맥 우회 수술 후의 임신이 안전한 것이라는 점은 누구라도 동의 할 수 있다고 생각합니다. 그러나, 우관상동맥의 폐색 후에 발달한 혈관이 매우 좋다면, 임신 출산도 가능이라고 생각합니다. 또한 좌관상동맥류의 협착이 거의 없는 상황이면, 약제 투여를 하는 것으로, 임신 출산이 가능한 경우도 적지는 않습니다. 또, 협착이 심하면, 중재술을 시행한 후에, 안전하게 임신 출산을 진행시키는 것이 가능합니다. 수술을 포함해 어떤 방법을 취한다고 해도 임신 출산은 가능합니다만, 어떻게 진행해 가야 할지는 질문만 가지고는 상세한 정보가 없기 때문에, 확실한 판단은 할 수 없습니다. 어느 지역의 어느 병원에서도 가와사끼병의 심근경색 후의 출산의 경험은 대부분 거의 없기 때문에, 어디에서라도 충분히 주의하면서 대응해야 된다고 생각합니다.

문33〉 30세 여성입니다. 3월초에 마른기침이 나와 쭉 기침시럽으로 멈추었습니다만 이번에는 전혀 효과가 없고, 갑자기 가슴 한가운데에 심한 흉통이 왔습니다. 1시간 후 병원에서 심전도 검사를 했는데 이상은 없었습니다. 유아기에 가와사끼병을 앓았던 적이 있으며 초등학생의 무렵, 심초음파 검사상 이상이 없었던 기억이 있습니다. 현재 압박하는 듯한 통증은 사라졌습니다만, 가슴의 한가운데 안쪽이 아픕니다. 흉부 X선 및 흉부 CT 조영술 상 이상은 없었습니다. 실은, 호흡기 내과에서 천식이 의심된다고 하여 흡입제를 처방받아 흡입을 하고 있습니다. 가와사끼병에 의한 심근경색 등의 가능성은 걱정할 필요는 없는 것일까요?

⇒ 가와사끼병의 기왕력이 있어 흉통이 출현하고 있는 것이 아닐까 매우 걱정스러워 하고 계실 것으로 추측됩니다. 흉통의 원인은 여러 가지 있습니다. 심장질환 뿐만 아니라, 그 외 폐, 식도, 흉막, 늑골, 늑연골, 근육 등 여러 곳에서 통증이 발생 할 수 있습니다.

젊은 사람의 경우는 심장질환에 의한 흉통은 드물고, 대부분 근육, 늑골, 늑연골, 흉골 등의 아픔으로, 심호흡에 의해 심해 지는 경우가 많아, 늑골을 누르면 아픈 압통이 보이는 일도 자주 볼 수 있어 소염 진통제가 도움이 되는 경우도 있습니다. 또 심장이 원인이라면 잠깐 아픈 경우는 적고 통증이 몇 분 이상 지속되는 것이 통상적입니다. 가와사끼병의 후유증으로서의 협심증이 걱정되면 최종적으로는 관상동맥조영술로 확인하는 것이 제일 확실합니다만, 위험이 있을 수 있기 때문에 질문과 같은 CT조영술, 운동 부하 검사 등의 비침습적인 검사에서 이상이 나왔을 경우에 관상동맥조영술을 하는 것이 일반적입니다. 다만 아무래도 불안이 심하면 주치의 선생님과 상담하고 검사를 받아 보는 것이 하나의 방법이 될 수 있겠습니다. 흉통과 천식이 관련 될 수는 있으나 정확한 답변은 호흡기 전문의와 상의해 보시기 바랍니다.

문34〉 가슴이 두근거려 병원에 가서 진찰을 받았는데 심전도 상 비정상적인 파형이 있으므로 시급히 큰 병원에 가는 것이 좋겠다는 지시를 받아 검사를 받았는데 진단명은 협심증이었습니다. 그 때 진찰해 준 선생님께서 이전에 가와사끼병을 앓은 적이 있냐고 물으셨습니다만 모친의 말씀은 가와사끼병이라고 병원에서 말한 적은 없다고 하셨습니다. 그 후 34세 때, 관동맥의 분기점에 협착이 와서 관상동맥 우회 수술을 받았습니다. 지금은 39세가 됩니다. 금년도 검사에서 혈압이 높게 나오고 심비대가 있다고 합니다. 지금부터 도대체 어떻게 되는 것인지 알고 싶습니다.

⇒ 가와사끼병은 1967년에 처음으로 보고된 것이 시초입니다. 당시는 병의 개념이나 치료법이 분명하지 않았기 때문에, 가와사끼병

에 걸렸는데도 가와사끼병이라고 진단을 받지 않았던 사람이 많습니다. 당시의 치료로 가와사끼병에 걸린 사람 4명 중 1명(현재는 10명에게 1명 이하)은 관상동맥류로 대표되는 심장 합병증을 일으켰습니다. 가와사끼병의 중요한 합병증 및 후유증으로서 관상동맥류 혹은 협착이 있습니다.

청년의 협심증, 심근경색 환자분 중에 가와사끼병을 이전에 앓았던 기왕력이 인정되는 경우가 있고 가와사끼병의 기왕력이 확실치 않은 경우도 있습니다. 약 30년전에는 현재의 심초음파 검사와는 달리, 급성기의 심초음파 검사에 의한 관상동맥류 진단은 확실하지는 않았습니다. 가와사끼병이 중증인 경우는, 혈관내에 도관을 넣고 검사하는 관상동맥조영술로도 판정 했었습니다. 성인기에 흉통 등을 느끼는 경우는 심장내과에서 진찰하고, 관상동맥병변의 평가를 받는 것이 안전합니다. 30세정도 성인의 흉통은 심장질환이 원인이 아닌 경우도 많습니다만 가와사끼병의 기왕력이 있어 관상동맥병변의 가능성이 조금이라도 있는 경우에는 만약을 위해 심장 검진을 받는 것을 추천합니다. 관상동맥류는 긴 시간 경과하면서 자연히 좋아지는 경우와 차츰 협착으로 진행하는 경우가 있습니다. 이 관상동맥협착은 중노년이 되어 생기는 고지혈증이나 고혈압이 원인으로 일어나는 협심증과 같습니다만, 가와사끼병의 경우는(1) 비교적 젊은 연령에 협착이 생기거나 (2) 고지혈증, 고혈압, 당뇨병, 흡연 등의 위험인자가 적거나 (3) 협착의 부위에 일치한 관상동맥류의 흔적이나 석회화 등을 볼 수 있거나 (4) 어렸을 적에 패혈증, 불명열 등과 같이 장기간에 걸친 발열의 기왕력이 있거나, 경우에 따라서는 손이나 발의 피부가 벗겨진 적이 있거나 하면 의심 해 볼 수 있습니다. 협착이 진행되고 있는 경우는 관상동맥 우회 수술이나 중재술이 필요합니다. 상담하신 고혈압과 심장의 비대는 가와사끼병의 합병증과 직접 관련될지는 모릅니다. 드물기는 합니다만 가와사끼병 때문에 신장으로 가는 동맥에 동맥류가 생겨 그것이 협착에 진행해 고혈압의 원인이 되는 일도 있습니다. 혹은 가와사끼병에 수반하는 승모판 폐쇄부전을 합병하고 있는지도 모릅니다. 혈압과 심비대는 서로 관련되어 있기 때문에, 약을 제대로 사용해 혈압을 조절해, 심비대가 진행하지 않게 하는 것이 중요합니다.

문35〉 제 딸은 생후 11개월에 가와사끼병에 걸려 급성기에 우관상동맥류 약 6mm와 왼쪽 거대 관상동맥류 약 8mm가 형성되었습니다. 25세 현시점까지 다행히 협착성병변은 출현하지 않았지만 유감스럽게도 지금도 좌관상동맥류가 남아 소아심장 전문의에게 추적 하면서 아스피린을 계속 복용하고 있습니다. 15세 이후 사춘기에 소아과를 가려 하지 않아 심장내과전문의도 봤지만 당시의 내과의는 가와사끼병 관상동맥 후유증에 대한 인식이 부족하여 결국 가와사끼병을 잘 진찰하고 계시는 소아 심장전문의에게 돌아왔습니다. 추적진찰을 누구에게 받는 것이 좋을까요?

⇒ 가와사끼병에 걸려 관상동맥 후유증이 남아 있는 환자분이 적지는 않습니다. 이 사람들이 성인기에 들어가 어떻게 변화해 어떻게 예방, 대응해 나갈 것인가 하는 문제는, 성인 선천성 심장병과 공통점이 있습니다. 선천성 심장병과 달리 관상동맥질환에 대해서는 심

장내과 선생님이 익숙해져 있지만 가와사끼병에 대해서는 경험이 거의 없고, 관상동맥 이상의 특징을 잘 파악하고 있는 선생님이나 흥미를 가지고 봐 주시는 선생님도 적습니다. 그러므로 많은 경우는 소아청소년과 소아심장전문의와 심장내과전문의가 같이 경과를 보는 것이 중요하리라고 생각됩니다. 이 점은 성인 선천성 심장병에서도 마찬가지 입니다. 성인 선천성 심장병이라는 말은 경과 관찰이 필요한 소아 심장병이 성인이 된 경우를 의미하고 있습니다. 2005년에 일본 순환기 학회에서 발간된 심질환을 갖고 있는 부인의 임신 출산 가이드 라인에서도 가와사끼병을 광범위하게 취급하고 있습니다.

31 가와사끼병 신문 기사

1. [건강] 가와사키병(유아 열성발진성 질환)

[부산일보] 2003/05/19 19면

생후 1년 2개월인 김민성(가명)군. 어느 날 기침을 약간 하고 열이 났다. 약국에서 종합감기약을 사 먹였으나 호전되지 않았다. 의사는 목이 많이 부었다며 항생제 처방을 해 주었다. 열흘이 지났으나 열은 떨어지지 않았고, 급기야 온몸에 발진이 돋았다. 부모는 병원 응급실로 달려갔다. 병원에서는 '가와사키병'이 의심된다고 말했다. 다음날 심장초음파를 시행한 결과 관상동맥에 이상이 있음이 밝혀졌다. 의사가 주사제를 투여해 열은 떨어졌으나 아이는 1년간 계속 약물을 복용해야 했다.

관상동맥질환이 성인에게만 나타난다고 생각하면 오산이다. 소아에게서도 드물게 발생하며, 치료시기를 놓치면 평생 후유증을 갖거나 어려운 일을 당할 수도 있다. 최근 들어서는 소아의 관상동맥질환 발병률도 증가추세를 보이고 있다.

△가와사키병이란 = 5세 미만, 특히 1·2세 영·유아에게서 주로 발생하는 열성 발진성 질환을 말한다. 지난 1967년 일본 소아과 의사 가와사키(川崎)씨가 학회에 보고했다. 내용은 지속성 발열과 함께 여러 증상이 동시에 나타나고 항생제도 듣지 않는 등 통상적으로 설명하기 힘든 환아들이 있었는데, 임상적으로 호전되는 듯하다가 갑자기 사망하는 바람에 부검을 해 보니 심근경색증이었다는 것이다. 일본의 경우는 지난 70년대 초기 보고에 따르면 사망률이 1~2%였으나 조기 발견 및 적절한 약물요법 덕에 사망률은 현저히 낮아졌다.

△증상 = △5일 이상 고열이 계속됨 △눈의 흰자위 결막이 충혈됨 △구강 점막이 발갛게 붓거나 입술이 붉어지거나 갈라짐 △온몸에 여러 형태의 발진이 돋음 △손발이 붓거나, 급성기가 지나면 손가락, 발가락 끝의 피부 껍질이 벗겨짐 △목 주위 임파선 부어오름 등의 소견이 나타난다. 특별한 진단 검사법은 없으며 특징적인 임상소견을 기준으로 판단한다. 대체로 위 6가지 중 5가지 이상의 증상을 보이면 가와사키병으로 의심한다.

△발생빈도 및 원인 = 세계적으로 발생하고 있으나 특히 한국과 일본에서 빈도가 높다. 국내에서는 매년 3천여 명 정도의 환아들이 입원치료를 받고 있는데, 실제 발병률은 훨씬 높을 것으로 추정된다.

감염 환경 유전 등이 관련돼 있을 것으로 추측될 뿐 아직까지 정확한 원인은 밝혀지지 않았다. 현재 세계적으로 연구가 진행 중이다.

△치료법 = 급성기에는 관상동맥 염증이 발생한다. 방치하면 환아의 15~20%에서 관상동맥류(관상동맥 혈관이 염증으로 인해 약해지고 확장되는 현상)로 발전한다. 이후 관상동맥류 부위에 혈전증(혈액의 일부가 혈관 속에서 굳어 응고된 상태)이 생기고, 이로 인해 관상동맥이 폐쇄되어 2차적으로 관상동맥의 허혈성 심질환(협심증이나 심근경색증)이 생기거나 사망하는 경우도 있다.

소아의 후천성 심질환의 중요한 원인이 되기도 한다. 일반적으로 관상동맥류가 생겼다 하더라도 크기가 작은 경우에는 점차 정상화해 별 문제가 없지만, 관상동맥류가 큰 경우에는 시간이 지나면서 관상동맥이 좁아지거나 폐쇄되어 관상동맥의 허혈성 심질환을 일으킬 수 있다. 이 때문에 관상동맥 크기가 정상이 될 때까지 수년간 약물요법을 시행해야 한다.

심하면 관상동맥 우회로 수술을 해야 하는 경우도 있으므로 조기 치료 및 장기적 추적 관찰(심장초음파 및 관상동맥 혈관 촬영술)이 요구된다. 치료는 비교적 간단하다. 고용량의 감마(면역)글로불린 주사와 항염증제(아스피린)를 복용하면 대개 열이 떨어지고 관상동맥의 합병증이 현저히 감소된다. 정맥주사는 해열작용과 관상동맥 합병증을 현저히 줄여 주는 작용을 한다. 초기에 1회 주사 놓는다. 열이 잘 떨어지지 않으면 재투여하기도 한다. 아스피린은 초기에는 항염증 작용 및 해열 작용을 목적으로 고용량 1일 3~4회, 급성기 이후에는 항혈전 작용을 위해 소용량 1일 1회 사용한다. 처음 발열 시부터 대체로 2~3개월 정도 복용한다. 치료는 이르면 이를수록 좋으며, 늦어도 발열 후 10일 이전에는 치료를 해야 관상동맥 합병증을 예방할 수 있다.

관상동맥 합병증 여부를 알아보기 위해서는 심장초음파 검사를 한다. 관상동맥류가 생겼다면 관상동맥 크기가 정상이 될 때까지 계속 아스피린을 복용해야 한다. 3% 정도는 재발하는 것으로 알려져 있다. | 이광우기자 |

2. 소아 심장병 유발 가와사키병

[국제신문] 2004/05/17 20면

후천성 소아 심장병을 일으키는 가장 흔한 원인인 가와사키병이 매년 늘어나고 있다. 인제대 서울백병원 소아과 박용원 교수는 최근 열린 대한소아심장학회 가와사키병 심포지엄에서 5세 미만 소아 10만 명당 가와사키병 발병률이 2000년 73.7명, 2001년 90.8명, 2002년 95.5명으로 증가했고 발병률 1위인 일본(10만 명당 111.7명)에 근접하고 있다고 밝혔다.

국내에서 매년 3000여명이 입원치료를 받는 가와사키병은 지난 1967년 일본 소아과 의사 가와사키 씨에 의해 처음 알려진 원인불명의 질환으로 80% 이상이 5세 미만의 소아에 발생하며 대부분 1~2세 아이가 앓는다.

가와사키병은 △5일 이상 고열 지속 △눈 충혈과 함께 △입안과 입술이 붉어지고 △손·발바닥이 빨갛게 부어오르고 손·발가락 끝의 껍질이 벗겨지며 △전신 발진 △목 부위의 임파선이 붓는 등의 증세를 보인다.

가와사키병의 가장 중요한 합병증은 심장근육에 영양소와 산소를 공급하는 관상동맥에 생긴다. 치료 받지 않은 경우 15~25%에서 관상동맥 합병증이 생긴다. 관상동맥에 염증이 생기면 혈관벽이 늘어나 확장되고 풍선 모양으로 늘어나는 경우 관상동맥류라 한다.

또한 이 시기에 혈액의 응고에 중요한 작용을 하는 혈소판이 증가해 관상동맥 내에 피가 응고되면 혈전증(심장이나 혈관내에서 혈액이 응고된 상태)이 생기고 협심증 같은 심장발작을 일으킬 수 있으며 심한 경우 사망할 수도 있다. 심장초음파검사를 하면 관상동맥이 늘어났는지 잘 알 수 있다. 그러므로 가와사키병이 의심되면 꼭 심장초음파 검사를 해야 한다.

치료는 빠를수록 좋으며, 늦어도 발열 후 10일 이전에는 치료해야 관상동맥 합병증을 줄일 수 있다. 인제대 부산백병원 소아과 송민섭 교수는 "가와사키병에 걸린 경우 관상동맥 합병증 유무가 중요하다"며 "5세 미만 소아가 3일 이상 고열이 떨어지지 않고 지속되며 눈이 충혈되고 발진이 생기는 경우 가와사키병을 의심하고 전문의의 진찰을 받아야 한다"고 강조했다. | 정상도기자 |

3. [소아 클리닉] 가와사키병

조기 치료 놓치면 심한 합병증

[부산일보] 2004/07/12 22면

8개월 된 이슬(가명)이는 3일 동안 심하게 열이 났습니다. 병원에서 감기약을 처방 받았습니다. 증세는 호전되지 않고 1주일 동안 고열이 지속되었고, 해열제를 먹으면 열이 약간 내리기를 반복했습니다. 눈이 충혈 되고, 입술이 빨개지고, 손과 발이 붓고, 붉은 반점이 온몸에 생겼습니다. 나중에는 손발가락 끝의 허물이 벗어지는 증세가 나타났습니다. 가와사키병이라는 진단을 붙였습니다. 1주일간 치료를 받았죠. 다른 증세는 좋아졌지만 심장 합병증 치료는 앞으로 몇 년간 계속 해야 할 것 같습니다. 가와사키병은 80% 이상이 5세 미만의 소아에게서 발병합니다. 1, 2세 영・유아에게 집중됩니다. 1967년 일본 소아과 의사 가와사키 씨에 의해 처음 알려진 원인불명의 열성 발진성 질환으로 세계적으로 발생하고 있습니다. 일본과 한국에선 특히 빈도가 높습니다. 국내만 하더라도 매년 3천여 명 이상이 입원치료를 받고 있는 병입니다. 가와사키병은 △5일 이상의 고열 △눈의 결막 충혈 △구강 점막이 발갛게 붓거나 입술이 붉어지거나 갈라짐 △온몸에 여러 형태의 발진이 돋음 △손발이 붓거나 급성기가 지나면 손가락, 발가락 끝의 피부 껍질이 벗어짐 △목 주위 임파선 부어오름 등의 특징적인 임상소견을 기준으로 진단합니다. 대체로 위 6가지 중 5가지 이상의 증상을 보이면 가와사키병으로 의심합니다.

그러나 3~4가지 증상만으로도 비전형적인 가와사키병을 앓는 아이들을 종종 볼 수 있습니다. 가와사키병이 중요한 이유는 열감기라고 생각하다 뒤늦게 심장에 심각한 합병증을 얻을 수 있다는 점 때문입니다. 진단은 심장초음파를 통해 심장에 산소, 영양분을 공급해주는 혈관인 관상동맥에 이상이 있나를 살펴봅니다. 관상동맥이 풍선처럼 여러 곳 부풀어 늘어나 있는 합병증인 관상동맥류가 생길 수 있습니다. 또한 회복기가 지나 관상동맥 내에 피가 응고되면 혈전증이 생기고 협심증이나 심근경색과 같은 심장발작을 일으킬 수 있으며 심한 경우 생명을 앗아 갈 수도 있습니다. 치료는 원인을 모르기 때문에 전신 증상을 빨리 호전시키고 관상동맥 합병증 발생을 막는데 초점이 맞춰져 있습니다. 현재로선 병의 초기에 대량의 감마 글로불린 주사를 맞히는 게 최선책입니다. 주사를 맞으면 대체로 24시간 이내에 열이 내리면서 모든 증상이 현저히 가라앉을 뿐 아니라 관상동맥류 발생도 상당히 예방할 수 있습니다. 일단 관상동맥류가 생긴 환자는 정기적인 심장 초음파검사와 함께 회복기에는 혈전증을 막는 치료로 아스피린을 사용합니다. 조기 발견 및 적절한 약물요법 덕에 사망률은 1% 미만으로 현저히 낮아졌습니다. 그러나 간혹 심한 합병증이 있는 아이들을 볼 수 있습니다. 당연한 얘기겠지만 불행한 사태를 막기 위해서는 조기 진단과 치료가 필수적이라 할 수 있겠습니다. | 이광우기자 |

4. [건강] 감기려니 했다가 가와사키병 키운다

[국제신문] 2008/02/19 24면

열 펄펄 끓고 눈 충혈 · 붉은 반점까지…

주부 정모(32) 씨는 최근 두 살배기 아들에게 고열이 나 감기로 알고 동네병원을 찾았다. 닷새 간 해열제 등의 처방을 해도 열이 내리지 않자 의사는 큰 병원에 가보도록 권했다. 대학병원에서 진단받은 결과 아이의 병명은 영유아에게 주로 발병하는 '가와사키병'이었다. 감기로 알고 항생제 등으로 치료하다 며칠만 더 늦으면 심장 등에 심각한 합병증의 위험이 있다는 의사의 설명에 정 씨는 가슴을 쓸어내렸다.

5세 이하 소아는 조심

종래 흔치 않은 질환이라 일반인에겐 잘 알려지지 않았던 가와사키병이 최근 몇 년 새 크게 늘고 있다. 그러다 보니 이름도 생소한 이 병을 접한 아이 부모들은 걱정을 하기 마련이다.

인제대 부산백병원 소아청소년과 송민섭 교수는 "자신의 아이가 가와사키병이라고 하면 부모들은 급사 등의 위험이 과장된 인터넷 정보 등을 접하고 지레 겁부터 먹는다"면서 "가와사키병은 처음에 적절히 대처하면 거의 대부분 좋아지므로 크게 걱정할 필요는 없지만 치료시기를 놓치거나 일부에서 심장 합병증 등의 가능성이 있으므로 가볍게 봐서도 안 된다"고 강조했다.

가와사키병은 소아에게 주로 발생하는 급성 열성질환이다. 지난 1967년 일본 의사 가와사키에 의해 보고되어 가와사키병으로 명명됐다. 소아 중에서도 주로 5세 이하가 전체의 85% 가량을 차지하고 이 중에서도 6개월~1세 영유아에게 더 많다.

5일 이상 고열 등 6가지 주요 증상

◇ 가와사키병의 진단 기준

① 5일 이상 지속되는 발열

② 양측 결막의 충혈

③ 입술이 갈라지거나 빨개지고 딸기 모양의 혀

④ 손발바닥이 붓거나 손가락 끝 껍질이 벗겨짐

⑤ 온 몸에 여러 형태의 발진

⑥ 목 임파선이 부어오름

가와사키병의 특징적인 증상은 5일 이상 계속되는 발열이다. 이 때문에 처음에 감기로 오인하고 치료시기를 놓치기도 한다. 이와 함께 눈 결막에 충혈이 있고 입술이 발갛거나 갈라지고 출혈이 있을 수 있다. 혀 표면이 딸기 모양을 나타내기도 한다. 또 목 부위의 임파절이 부어오르며 피부 발진도 생긴다. 이 외에 손발이 붓거나 손발바닥 발진, 손가락 끝 껍질이 벗겨지는 증상도 나타난다.

가와사키병은 이 같은 여섯 가지 증상 중 다섯 가지 이상이 나타나면 전형적인 것으로 진단된다. 가와사키병은 일부에서 관상동맥 합병증이 발생해 위험할 수도 있다. 고열이 지속되면서 관상동맥에 염증이 생기고 혈관벽이 늘어난 후 손상된 안쪽 벽이 두꺼워지며 혈소판이 침착돼 혈전이 생길 수 있다. 이로 인해 심장혈관이 좁아져 급사 우려가 커지는 것이다. 1970년대에는 사망률이 1~2%였으나 최근에는 0.03~0.05%로 많이 떨어졌다. 재발률은 3% 정도다.

열이 안 떨어지는 불응성 가와사키병

가와사키병은 빨리 열을 내려 관상동맥 합병증이 안 생기게 하는 것이 치료의 제일 큰 관건이다. 면역 감마글로불린이라는 주사약과 아스피린을 진단 직후 적어도 10일 이내에는 투여해야 한다. 대체로 일주일 안에 감마글로불린을 주사하면 85~90%는 하루 이틀 뒤 회복된다. 그러나 나머지 10~15%는 치료로도 열이 내려가지 않으며 이 환자에게 다시 한 번 감마글로불린 주사를 해도 3~4% 정도에서는 병세가 호전되지 않는다. 이런 경우를 불응성 환자라고 하며 이 같은 불응성은 면역 반응의 개인적 차이에 기인한 것으로 추정되고 있다.

이처럼 두 차례에 걸친 감마글로불린 등의 치료에도 열이 내려가지 않으면 심장 합병증의 위험이 커진다. 이런 불응성 환자에게 스테로이드 등의 치료를 하기도 한다. 최근에는 이 외에도 다양한 약물요법에 관한 연구가 진행 중이다. 불응성 환자가 합병증으로 관상동맥이 막히면 이를 뚫어주는 관상동맥 우회수술 등을 아이에게 시행하기도 한다.

일부 증상만 보이는 불완전 가와사키병

전형적인 가와사키병은 고열 등 주요 증상 여섯 가지 중 5가지 이상 나타나면 진단된다. 그러나 일부에서는 이 여섯 가지 중 서너 가지 증상만 나타나는 불완전 가와사키병도 있다. | 장재건 기자 |

5. [건강] 매년 발병률 급증 속 인플릭시맵 치료법 탁월한 임상효과 주목

[국제신문] 2008/02/19 24면

가와사키병은 모든 종족에서 발생하지만 동양인, 특히 일본인에게 많다. 일본의 5세 미만 소아 10만 명당 발병률은 134.2명으로 세계 최고이고 이는 서구의 10배 정도다. 우리나라도 일본에 이어 두 번째로 발병률이 높고 최근 몇 년 새 가파른 증가세를 보이고 있다. 우리나라의 가와사키병 환자는 매년 3000명 이상이 새로 발생해 입원 치료를 받고 인구 대비 발병률 또한 증가하고 있다.

인제대 서울백병원 소아청소년과 박용원 교수의 대규모 역학조사에 따르면 우리나라 가와사키병 환자 발병 수는 지난 2000년 2681명에서 2005년 3031명으로 늘어났다. 2001년 3229명으로 이후 계속 3000명 선을 넘고 있다. 5세 미만의 소아 10만 명당 발병률도 2000년

73.7명에서 2002년 95.5명, 2005년 104.6명으로 늘었다.

가와사키병이 증가함에 따라 의료계의 연구도 활발하게 이뤄지고 있다. 특히 기존의 감마글로불린과 아스피린 치료 외에 인플릭시맵이라는 약물이 효과가 있다는 연구가 잇따르고 있다. 인플릭시맵은 원래 심한 염증성 대장질환에 사용하던 약물이었으나 최근 가와사키병에 효과가 입증되고 있다. 이는 이 약이 가와사키병의 합병증인 심장 염증에 특별한 작용을 하기 때문으로 풀이된다. 부산백병원 송민섭 교수에 따르면 최근 불응성 가와사키병 환자 14명에게 인플릭시맵 치료를 한 결과 10명이 호전됐다고 한다. 투약 다음날 열이 떨어지고 관상동맥 합병증 진행이 없었다는 것이다. 송 교수는 이 같은 임상 결과를 오는 4월 대만에서 열리는 제9회 세계 가와사키병 심포지엄에서 발표할 예정이다. | 장재건 기자 |

32 가와사끼병 관련 인터넷 사이트

1. **닥터 송(송민섭) 홈페이지:** 가와사끼병 라디오 방송 및 TV 방송 자료 및 가와사끼병 계몽 영화(동영상) (http://user.chollian.net/~ms0124)

2. **미국 가와사끼병 재단 홈페이지:** (http://www.kdfoundation.org/)

3. **가와사끼병 환아 부모회 까페:** (http://cafe.daum.net/kawasakii)

"가와사끼병 계몽 영화(동영상)"는 (미국)가와사끼병 재단 홈페이지에 올라 있는 영화(동영상)의 내용을 다음에 적어 보았습니다. (제 홈페이지에도 올려 놓았습니다.)

"그 애는 정말 멋진 아이였습니다. 애들을 좋아하지 않는 어른들도 그애를 사랑했습니다."

"정말 멋진 아이였는데..."

"정말 일어나지 말았어야 할 일이 일어났습니다. 치료 방법도 있었고, 그들은 그 병을 알았어야 했습니다."

점점 증가하는 수의 미국 어린이들이 불가사의하고 새로 발견된 병의 희생자가 되고 있습니다. 빨리 발견하여 치료하지 않으면 평생 합병증을 남기고 치명적일수도 있습니다. 가와사끼병 재단 "답을 찾기 위한 투쟁" 가와사끼병은 수천 명의 미국 가정에 심한 고통과 불확실성을 안겨주었습니다.

"응급실로 왔습니다. 곧 병실로 입원했습니다. 조치는 매우 신속했고요. 얼마나 이 병이 심각 할 수 있다는 것을 그 당시에는 몰랐습니다."

부모들은 그 어린이들의 지지자가 되어야만 하고 지극한 사랑과 의지의 시험을 해야만 합니다.

"그 당시에 애는 많이 아팠고 이전에 한 일 년 반 정도 잘 걸었었는데 갑자기 아파하며 다리를 절고 아파보였습니다."

"고열이 나고 손과 발은 부어오르고 애의 손가락과 발가락은 소시지 같이 보였고 5일간 건강이 악화되는 걸 알 수 있었습니다."

"피할 수 있었던 비극적 재난은 대신에 온 가정을 황폐화 시켰습니다."

"응급구조사가 왔습니다. 그리고 그들이 아이를 돌보고 있을 때 나는 침대모서리에 앉아 있었습니다."

그리고 "지금 애가 괜찮나요? 숨은 쉬고 있나요?"라고 물었더니 "우리가 할 수 있는 최선을 다하고 있습니다."라고 믿게 하였습니다. "하지만 애기는 그렇지 않고 사망했습니다."

1960년대 중반에 동경의 적십자 병원의 소아과 의사인 '도모사꾸 가와사끼'씨가 놀라운 발견을 했습니다. 통상적인 항생제에 반응하지 않는 설명되지 않은 고열을 동반한 여러 어린이들이 놀라운 새로운 병의 희생자가 되었습니다.

그 병은 독특한 증상을 나타내었습니다.

[고열]

[빨간 입술]

[빨간 눈]

[딸기 모양의 혀]

[우둘투둘한 발진]

[빨간 손바닥과 발바닥]

[부어 오른 손과 발]

[관절통]

[목임파선의 부어오름]

[식욕부진]

"1953년 첫 증례를 발견했습니다."

가와사끼 씨는 초기에는 다른 의사들이 이 증례가 이전에 발견되고 기술되어진 병의 변형된 형태일 뿐이며 새로운 질병이 아니라고 하며 가와사끼 씨의 의견들을 인정하지 않는 바람에 배척되었습니다. 하지만 1960년대 초 한 겨울밤에 이 병이 그 전에 볼 수 없었던 새로운 것이라는 것을 그는 증명했습니다.

"어느 날 밤에 저는 응급실에서 대기하고 있었는데 아기를 안고 있는 어머니가 뛰어 들어왔습니다."

"아기는 담요에 겹겹이 쌓여져 있었습니다."

"저는 담요를 한 꺼풀씩 벗기기 시작했습니다."

"제가 애기의 얼굴을 봤을 때 눈은 빨갛고 입술도 빨갛고 목의 임파선이 너무 부어있어서 눈은 거의 감고 목이 한쪽으로 기울어져 있었습니다."

"저는 믿을 수 없었습니다. 저는 놀랐습니다. 그 애기의 얼굴은 1년 전에 봤던 다른 환자와 똑같았습니다."

"저는 즉시 그 애기의 몸을 보았습니다. 배 피부에 발진이 있었고 손발이 부어있었으며 제가 그 전에 봤던 환자와 똑같은 소견을 보였던 것입니다."

"저는 그 당시에 이 병이 뭔가 새로운 병이라는 것을 알게 되었습니다."

일본에선 매년 6천에서 7천 명 정도의 새로운 가와사끼병 환자가 발생합니다. 미국에서는 정확한 통계는 없지만 아마도 5천에서 만

명 정도의 환자가 매년 발생 하는 것으로 추정됩니다.

가와사끼병의 원인이 카펫에 노출되는 것과 같은 환경적인 요인이나 유전적 소인 등이 관계될 수 있다고 생각하나 아무 누구도 정확한 원인을 밝혀 낼 수 없었습니다. 감염을 일으키는 균등이 원인으로 의심되며 아기의 심장에 혈액을 공급하는 관상동맥에 염증을 일으켜 혈관을 막을 수 있습니다. 결과적으로 이 혈관이 약해져 풍선처럼 늘어나서 동맥류를 일으킵니다. 그러면 심장마비를 일으켜서 사망까지 일으킬 수 있습니다.

"그 애는 입원 하루 다음날 9월 24일에 심장마비를 일으켜 사망을 했습니다."

"오른쪽 관상동맥은 8mm, 왼쪽 관상동맥은 6mm, 4mm로 늘어나 있었습니다. 그리고 오른쪽 관상동맥은 완전히 막혔습니다."

가와사끼병의 치료는 간단합니다. 대량의 감마글로불린과 아스피린입니다. 관상동맥에 영구적인 손상을 예방하기 위해 열이 난 직후 치료를 시작해야 합니다. 불행히도 아직까지 진단 할 수 있는 검사법은 없습니다. 일반인과 건강보건에 종사하는 사람들이 이 병에 대해 잘 모르기 때문에 진단을 흔히 놓칠 수 있습니다.

"환자를 의사한테 데려갔는데 축농증이 있다고 항생제(아목사실린)를 처방 해 주었습니다. 그 후에 발진이 돋았고 계속 고열이 나고 40도까지 올라 의사에게 상의를 했더니 걱정 말고 타이레놀을 먹이라고 했습니다."

"원인이 뭔지는 몰랐지만 바이러스 일거라고 추정했습니다."

"그는 타이레놀을 계속 먹이라고 했습니다. 하루 종일 해열제를 먹였습니다. 저는 뭔가 이상하다고 생각했습니다."

10대 소녀인 케이 클로슨은 가와사끼병에 걸렸습니다. 진단이 늦어져 그녀의 일생을 바꾸어 놓았습니다.

"저는 이 상황에 대해서 가능하면 긍정적으로 생각하려고 노력했습니다." "저는 관상동맥류를 가지고 있고 두 번의 경한 심장마비를 경험했습니다. 3년 전이 마지막이었죠. 그때 관상동맥 우회수술을 받아야 했습니다."

가와사끼병에 대한 연구는 유전적인 원인과 감염균뿐만 아니라 환경적인 요인에 대해 초점을 맞추고 있습니다. 여러 요인이 합쳐져서 병을 일으킬 수 있기 때문입니다. 하지만 이 연구들은 부끄럽게도 연구비가 턱없이 부족한 실정입니다. 비록 비약적 진보는 없었지만 우리들은 생명들을 구할 수 있게 되었습니다. 보호자 중심의 가와사끼병재단이 가와사끼병에 대한 관심을 불러일으키기 위해 다큐멘터리 필름을 제작했습니다. 미국 심장학회와 많은 소아병원들이 또한 노력하고 있습니다.

인터넷을 통해 보호자들과 보건건강 종사자들이 서로 정보를 교환하고 가와사끼병에 희생되는 또 다른 어린이들을 구해내고 이 질병과 싸워내기 위해 노력하고 있습니다.

"앞으로 어린이들에게 이런 일이 일어나지 않기를 바랍니다. 쉽게 치료할 수 있는 병이었는데....."

"제 이름은 그렉쉔입니다. 제 아들은 3살 밖에 안 될 때 가와사끼병을 앓았습니다."

"다행히도 제때에 진단되고 치료받아 완전하고도 활동적인 생활을 누리고 있습니다."

"하지만 불행히도 다른 많은 어린이들이 이병을 모르고 지나가거나 뒤늦게 알게 되어 심장에 심각한 합병증이 생겨 사망하기까지도 합니다."

"우리가 여기서 얻을 수 있는 고통스러운 메시지는 확실합니다. 우리는 또 다른 어린이들을 잃기 전에 이제 행동해야 합니다."

"소중한 생명을 구하기 위해 우리는 여러분의 재정적 도움 없이는 이 모든 것이 불가능합니다."

"아는 것이 차이를 만들 수 있습니다."

"가와사끼병 재단에 도움을 주기 위해 연락 주십시오."

[가와사끼병 재단 제공]

33 의학 용어 설명

C반응 단백(CRP) – 급성 염증이 생기면 혈중에서 농도가 증가하는 급성기 반응물질로 통상적으로 바이러스 감염 보다는 세균 감염이 있을 때 많이 증가하며 가와사끼병 때도 염증의 정도에 비례하여 증가하는 것으로 알려져 있다.

개심술(open heart surgery) – 혈액 순환을 인공심폐기를 이용해 돌리고 심장과 폐의 기능을 일시적으로 정지시킨 상태에서 흉벽을 절개하고 심장을 열고 수술을 시행하는 것으로 대부분의 심장수술은 개심술로 한다.

고밀도지방단백(high density lipoprotein, HDL**콜레스테롤**) – 조직 내의 콜레스테롤을 운송하여 간으로 제거 배출시키는 운반자 역할을 하는 좋은 콜레스테롤

관상동맥(coronary artery) – 대동맥 입구에서 나와 심장 근육에 영양과 산소를 공급 해주는 혈관

관상동맥성형술(coronary angioplasty) – 사타구니나 손목에 있는 동맥에 국소 마취 후 가는 관을 집어넣어 동맥을 따라 관상동맥에 도달하게 한 후 혈관 끝부분에 달린 풍선을 이용하여 관상동맥이 좁아진 부분이나 막힌 부위를 넓혀주며 뚫어주는 시술. 풍선으로 넓혀준 후 스텐트라는 금속 그물망을 삽입하는 경우도 있다.

관상동맥우회술(coronary artery bypass graft, CABG) – 환자 자신의 신체에서 얻은 본인의 동맥 또는 정맥을 이용해 좁아지거나 막힌 관상동맥 부위를 우회하여 대동맥으로부터 관상동맥으로 이어줌으로써 혈액을 공급하는 새로운 통로를 만들어 주는 수술

교원병(결체조직질환, connective tissue disease) – 피부, 힘줄, 관절 따위의 결체 조직의 변성에 기인하여 발생하는 병. 류마티스 관절염, 피부근염, 경피증, 전신성 홍반성 루푸스, 다발성 동맥염 따위가 있다. 가와사끼병을 이 범주에 분류하기도 한다. 발병기전은 대개 자가면역질환(자신의 조직 성분에 대하여 비정상적으로 면역을 일으키거나 과민성인 상태)으로 추정되고 있다.

뇌졸중(cerebrovascular accident, stroke) – 뇌로 가는 혈관이 막히거나 파열되어 뇌에 손상이 간 경우. 피딱지가 막힌 뇌경색과 뇌혈관이 터진 뇌출혈이 있다.

대동맥(aorta) – 심장에서 온몸으로 혈액을 공급하는 몸에서 가장 큰

동맥

대동맥판(aortic valve) – 좌심실과 대동맥 사이의 판막

도관(catheter) – 길고 가느다란 플라스틱 관

동맥(artery) – 심장에서 산소가 많은 혈액을 몸으로 운반하는 혈관

동맥경화증(arteriosclerosis) – 동맥벽에 콜레스테롤과 지방성분으로 구성된 죽모양의 덩어리(죽상종)가 침착되어 두꺼워져서 탄성을 잃고 좁아지는 병

동맥류(aneurysm) – 동맥벽이 충격이나 질병 등으로 풍선이 부풀어진 것처럼 늘어나 벽이 얇아지는 것

라이 증후군(Reye syndrome) – 어린이들에게 생기는 급성 신경성 뇌증과 간기능 이상이 동반되는 질환. 심하면 간에 지방변성이 나타나고 치명적인 뇌부종이 나타날 수 있다. 황달이 없는 간수치 증가, 혈중 암모니아 증가, 뇌압상승 등이 특징적인 임상 소견이다. 최근 발생빈도가 전세계적으로 급격히 감소하였는데 이는 아스피린 사용과 관계가 의심된 후 인플루엔자, 수두 감염 환아에게 아스피린 사용을 피하도록 한 결과로 생각되고 있다.

부정맥(arrythmia) - 비정상적인 심장 박동, 심장 박동이 매우 빠르거나 느리거나 불규칙한 경우

부종(edema) - 몸 조직 내에 비정상적으로 많은 양의 물이 차서 부워 오른 상태

비침습적(noninvasive) - 의학적 검사나 시술 중 몸의 피부에 절개를 하거나 기구를 넣는 등 물리적으로 뚫고 지나가면서 체내 삽입이 시행되는 검사를 침습적 검사라 한다.(심혈관조영술, 관상동맥조영술, 조직검사 등이 이에 속한다.) 이에 반대되는 개념의 검사로 대부분 통증이 동반되지 않는 경우를 비침습적이라 한다.(초음파, CT, MRI 등)

선천성심장병(congenital heart disease) - 심장이 형성되는 것은 태생 3주부터 7주 말까지 완성되는데 이 시기에 여러 원인에 의해 구조적으로 이상(기형)이 생겨서 오는 병이다. 출생아 1000 명당 8 명 정도로 생각된다. 대부분 그 원인이 분명하지 않으나 일부 임신초기 약물 복용이나 염색체 이상 등이 원인이 된다. 선천성심장병은 외견상 청색증(입술, 손톱, 발톱 등이 새파란 색조를 띠는 것으로 혈액에 산소가 부족하여 생기는 증상)을 보이지 않는 비청색증형과 청색증을 보이는 청색증형 선천성심장병의 두 가지로 나뉜다.

색전(embolism) - 신체의 한부분의 혈관 내에서 형성된 피딱지나 공

기 등이 다른 부분으로 운반되어 혈관의 협착이나 폐색을 일으키는 증상

승모판(mitral valve) – 좌심방과 좌심실 사이의 판막으로 혈액이 심방에서 심실 쪽으로만 흐르도록 하고 역류하지 못하게 한다.

심막염(심낭염)(pericarditis) – 심장의 심장근육(심근)을 가장 바깥쪽에서 감싸는 심낭(심막)에 생기는 염증

심막삼출(심낭액저류)(pericardial effusion) – 심장과 심막사이에 어떤 원인(원인, 외상 등)으로 물(삼출액)이 차는 경우를 말하며 삼출액이 너무 많이 차는 경우 심장을 압박하여 심장의 박동을 방해하므로 위험한 지경에 빠질 수도 있다.

심도자술(cardiac catherization) – 정맥이나 동맥을 통하여 도관을 심장안쪽에 넣어 심장을 조사하는 방법

심근염(myocarditis) – 심장이 수축하여 온몸으로 혈액을 펌프질 하거나 돌아오는 혈액을 다시 채우는 이완을 담당하는 심장근육(심근)에 염증이 온 경우

심근경색(myocardial infartion) – 관상동맥이 막혀 그 혈관이 혈액을 공급하는 부위의 심근 세포 조직에 괴사가 와서 조직이 파괴된

질병

심부전(congestive heart failure) – 여러 원인에 의해 심장이 펌프질을 해 순환시키는 제 기능을 정상적으로 하지 못하는 상태로 숨이 차고 붓는 증세가 동반 될 수 있다.

심전도(electrocardiography, EKG) – 심장으로부터 나오는 전류 변화를 종이에 그려 내는 장치

심초음파(echocardiography) – 특별히 고안 된 진동크리스탈이 우리가 들을 수 있는 음파보다도 더 높은 음역의 초음파를 발생시켜 심장에 반사되어 돌아오는 음파를 이용하여 영상을 얻는 장치이다. 심장의 구조와 기능 등의 이상을 알 수 있다.

운동부하심전도검사(exercise electrocardiography) – 운동을 하면서 심장에 일정한 부담을 주어 혈압, 심장 박동수, 심전도의 이상 유무를 관찰하여 관상동맥질환을 진단하는 방법이다.

자기공명영상(magnetic resonance imaging, MRI) – 자기공명영상 검사는 자장을 발생하는 커다란 자석 통속에 인체를 들어가게 한다. 그리고 고주파를 발생시켜 신체 부위에 있는 수소 원자핵을 공명시켜 그 원자핵의 분포와 원자핵을 함유하는 각종 조직들의 고유한 물리, 화학적 특성을 컴퓨터를 이용하여 영상화한다.

자기공명혈관촬영(magnetic resonance angiogram, MRA) – MRI를 찍으면서 혈관을 주로 보는 검사로 혈관조영술이 매우 정확한 반면 위험이 따르고 입원후 실시해야하는 단점이 있는 반면 MRA는 그냥 가만히 누워만 있으면 촬영이 되므로 간편하다. 단지 정확도가 좀 떨어진다는 점과 추가 비용이 발생한다는 점이 단점이다.

전산화단층촬영(computerized tomography, CT) – 전산화 단층촬영은 인체의 횡단면을 컴퓨터가 수학적 연산 방식을 이용하여 영상을 재구성시켜 인체 조직을 상세하고도 명료하게 나타낼 뿐만 아니라 정상조직과 병변조직을 정확히 구분할 수 있는 검사이다. CT는 회전하는 X선관과 검출기를 이용해 인체내부를 단면으로 잘라내어 영상화 하는 장치이다.

전산화단층혈관촬영(CT angiogram) – CT를 찍으면서 혈관을 주로 보는데 사용되는 검사

저밀도지방단백(low density lipoprotein, LDL콜레스테롤) – 나쁜 콜레스테롤로 알려져 있고 동맥벽에 축적되면 혈관이 좁아지며 심장질환을 유발한다.

정맥(vein) – 체내에서 산소를 소모한 후 노폐물이 있는 혈액을 심장쪽으로 운반하여 주는 혈관

죽상경화증(atherosclerosis) – 동맥혈관 내에 지방질로 이루어진 죽모양의 덩어리가 형성되어 동맥이 탄력성을 잃고 좁아지는 병

중재술(intervention) – 외과적 수술 대신 혈관으로 도관(카테터)을 삽입 풍선, 스텐트, 코일 등 치료기구를 이용해 시술하는 것을 말하며 대부분 좁아진 혈관을 넓혀주는 시술이다.

증후군(syndrome) – 몇 가지 증상이나 기형 등이 함께 나타나지만, 그 원인이 명확하지 아니하거나 단일하지 아니한 병적인 증상들을 통틀어 이르는 말

측부 순환(collateral circulation) – 정상 상황에서는 막혀 있으나 관상동맥이 막혔을 때 열려서 혈류를 보내는 작은 동맥들로 혈액 공급을 대체해 주는 우회로 역할을 한다.

침습적 검사(invasive procedure) – 의학적 검사나 시술 중 몸의 피부에 절개를 하거나 기구를 넣는 등 물리적으로 뚫고 지나가면서 체내 삽입이 시행되는 검사를 침습적 검사라 한다. (심혈관조영술, 관상동맥조영술, 조직검사 등이 이에 속한다.)

판막 역류(폐쇄부전)(valve regurgitation, insufficiency) – 심장판막의 불완전 폐쇄에 의하여 심장판막을 통하여 혈액이 정상적인 방향의 반대로 거꾸로 역류 하는 것

핵의학 관류스캔(nuclear medicine perfusion scan) – 환자의 정맥을 통해 동위원소를 주사한 후 심장근육의 혈액 순환 정도를 알아내는 검사로 혈액이 잘 흐르지 않는 부위를 찾아내는 검사법이다.

허혈(ischemia) – 혈관이 좁아지거나 혈관을 막는 물질에 의해 혈액 공급이 감소되어 부분적으로 혈액 부족현상이 일어나는 것

혈관벽 조직 구조(histologic structure of vessel wall) – 내막: 관을 둘러싸는 가장 안쪽의 층. 중막: 대부분이 환상으로 배열된 평활근세포와 탄력섬유로 됨. 외막: 혈관벽을 이루고 있는 가장 바깥층, 교원섬유로 이루어짐

혈관조영술(angiography) – 조영제를 사용하여 혈관을 촬영하는 X선 검사. 바늘을 사용하여 사타구니, 손목, 팔목 안쪽 부위 등에 있는 주요 혈관에 구멍을 내고 유연한 철사(wire)를 삽입한다. 바늘을 빼내고, 가늘고 유연하면서 속이 비어 있는 관(카테터)을 철사를 따라서 통과시켜 혈관 내에 삽입한다. 철사를 빼내고 나서 카테터를 통해 조영제를 주입한다. 혈액을 공급받는 혈관 모양을 관찰할 수 있다.

협심증(angina pectoris) – 심장근육에 충분히 혈액이 공급되지 못할 때 산소가 부족하여 생기는 증상으로 가슴이 조이고 아픈 증상이 나타난다.

혈전(thrombosis) – 심장이나 혈관 내에서 혈액이 응고된 상태를 혈전이라 하며, 혈전이 생기는 병적 상태를 혈전증이라 한다. 동맥에 생기는 혈전은 혈류장애를 초래하여 조직의 괴사를 일으키게 되고, 이를 경색이라 한다.

협착(stenosis) – 몸 안의 혈관(또는 판막)이 좁아진 것

후천성심장병(acquired heart disease) – 심장질환은 선천성과 후천성 심장병으로 나뉜다. 선천성은 심장에 기형을 가지고 태어나는 경우를 말하며, 후천성은 살아가면서 얻게 되는 질환이다. 후천성 심장질환은 크게 관상동맥질환, 심장판막질환, 대동맥류가 대표적이다. 소아에서의 후천성심장병으로는 이전에는 류마티스열을 앓고 난 후유증으로 발생하는 심장판막질환이 가장 많았으나 현저히 줄어들었고 근래에는 가와사끼병의 합병증으로 오는 관상동맥질환이 늘고 문제가 되고 있다.

34 참고문헌 및 사이트

1) 박용원. “National Survey of Kawasaki Disease in Korea.” 제5회 가와사끼병 심포지엄. 한국가와사끼병연구회, 2007;1-6
2) 장기영, 강이석, 박인숙. “National Survey of Giant Aneurysm after Kawasaki Disease in Korea.” 제5회 가와사끼병 심포지엄. 한국가와사끼병연구회, 2007;7-15
3) 주희정, 송민섭, 김철호. 회복기 심초음파 검사상 관상동맥 내경 크기가 정상 범위인 가와사끼병 환자에서 추적관찰 방법에 대한 고찰. Korean J Pediatr 2005;48:165-73.
4) 김용욱. “가와사끼병의 장기적 예후” 제2회 가와사끼병 심포지엄. 한국가와사끼병연구회, 2004;105-10.
5) Song MS , Lee SB, Sohn SJ, Oh JH, Yoon KL, Han JW , Kim CH. Infliximab treatment for refractory Kawasaki disease in Korean children. Program and abstract, the 9th international Kawasaki disease symposium; 2008 April 10-12; Taipei, Taiwan
6) Jane C. Burns, Howard. I. Kushner, John. F. Bastian, Hiroko Shike, Chisato Shimizu, Tomoyo Matsubara, Christena L. Turner, “Kawasaki Disease: A Brief History” Pediatrics 2000;106: e27-e34.

7) Newburger JW, Takahashi M, Gerber MA, Gewitz MH, Tani LY, Burns JC, et al. "Diagnosis, treatment, and long term management of Kawasaki disease: a statement for health professionals from the Committee on Rheumatic Fever, Endocarditis, and Kawasaki disease. Council on Cardiovascular Disease in the Young, American Hearts Association" Pediatrics 2004;114:1708-33.

8) Kato H, Sugimura T, Akagi T, Sato N, Hashino K, Maeno Y, et al. "Long-term consequences of Kawasaki disease. A 10- to 21-year follow up study of 594 patients" Circulation 1996;94: 1379-85.

9) Kato H, Ichinose E, Kawasaki T. "Myocardial infarction in Kawasaki disease: clinical analyses in 195 cases" Journal of Pediatrics 1986;108:923-7

10) E. Tsuda, S. Kitamura. "The cooperative study of Japan. National survey of coronary artery bypass grafting for coronary stenosis due to Kawasaki disease in Japan" Circulation 2004;110:II-61 - II-66.

11) http://www.kdfoundation.org/ :Video: The Race for An Answer

12) http://www.jsachd.org/qaa/index.html : 成人先天性心疾患. 成人川崎病ネットワーク, 患者の方からのQ&A

13) http://kawasakibyou.livedoor.biz/: 川崎病の正しい知識 livedoor Blog(ブログ), 小児病を抱えるご親族の為に

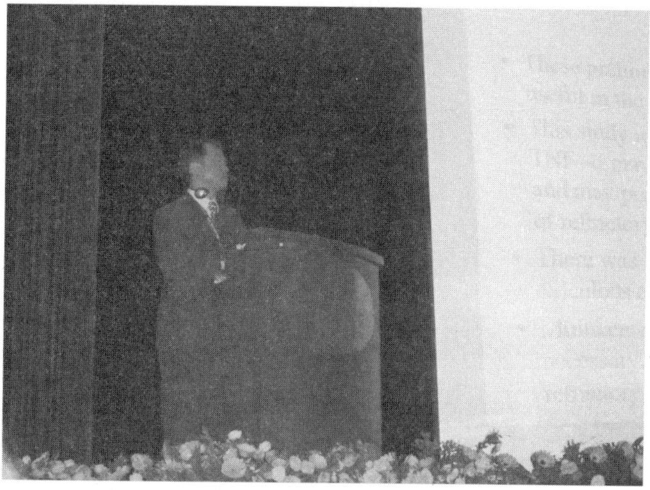

제9회 세계가와사끼병 심포지엄에서
"한국인 소아에서 불응성 가와사끼병의 인플릭시맵 치료"라는
제목으로 저자가 발표하는 모습

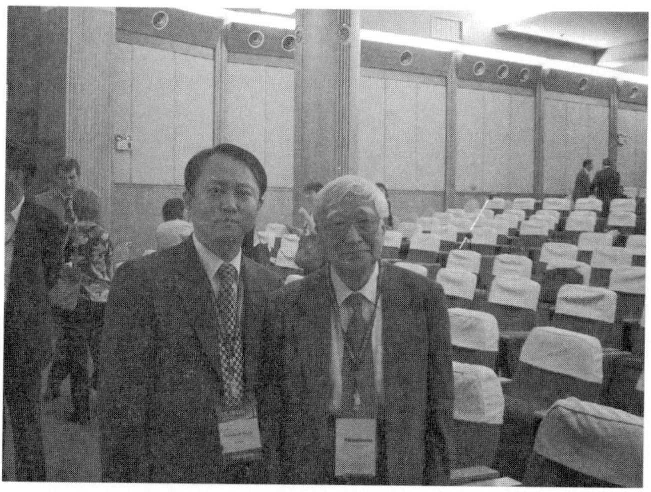

제9회 세계가와사끼병 심포지엄에서 논문 구연 발표 후 저자가
가와사끼 선생님과 함께 기념 촬영한 사진

가와사끼병 바로알기

초판 1쇄 발행 2008년 12월 24일
초판 2쇄 발행 2009년 11월 3일

저　자 송 민 섭
발행인 이 경 호
발행처 인제대학교 출판부

주　소 경상남도 김해시 어방동 607번지
전　화 055) 320-3767
팩　스 055) 320-3766
출판등록 제 95-6호
http://www.inje.ac.kr

정가 13,000 원
ISBN : 978-89-87054-82-7 13510